Il Digiuno Intermittente

La dieta per bruciare i grassi

incrementando la salute e la longevità.

Bonus: deliziose ricette e piano
alimentare per 3settimane.

(Alimentazione e Salute)

Di Francesco Radaelli

Indice

Introduzione

Il digiuno è ormai praticato da diversi decenni; in realtà, esisteva già dall'inizio della civiltà.

Che sia per motivi religiosi, spirituali o di salute, il digiuno ha aiutato numerose persone sin dai tempi antichi.

I musulmani, per esempio, digiunano nel mese santo di Ramadan. Pratiche simili sono diffuse anche in cristianesimo, giudaismo e buddhismo, fra le altre religioni.

Diverse culture digiunano anche per motivi non religiosi: ad esempio, a Ginevra, Svizzera, si tiene il "Digiuno di Ginevra", una festività celebrata nel mese di settembre.

Nel Medioevo lo scopo principale del digiuno era di agire come forma di penitenza dopo guerre, piaghe ed epidemie.

Tuttavia, in tempi recenti, con l'avanzamento della scienza moderna, sempre più persone sono consapevoli dei fantastici benefici del digiuno e, per questo, è aumentato il numero di chi cerca di incorporarlo nella sua vita quotidiana.

Non lo fanno per la fede religiosa o per tradizione, ma perché vogliono approfittare dei vantaggi del digiuno e rimanere in salute.

Quindi, cosa è il digiuno intermittente? Beh, il Digiuno Intermittente è il processo di alternare fra periodi di digiuno e periodi in cui mangiare, seguendo diversi programmi e protocolli.

Dato che non esistono due persone uguali fra di loro e che abbiamo tutti le nostre forze e debolezze, sono stati ideati diversi programmi di digiuno intermittente per permettere a ciascuno di trovare quello che si adatti meglio al proprio stile di vita.

Nel momento in cui sto scrivendo, il Digiuno Intermittente è uno dei programmi più popolari, sia per rimanere in salute che per perdere peso!

Per via della sua popolarità crescente, il numero di ricerche online per il termine "Digiuno Intermittente" è aumentato di quasi il 10,000% dal 2010, ed è ancora in aumento!

Questo libro è stato scritto per essere una guida omnicomprensiva per i principianti che sono interessati ad addentrarsi nei concetti del Digiuno Intermittente.

Il libro si concentra principalmente sul protocollo di digiuno "16:8", che prevede un periodo di digiuno di 8 ore e una finestra in cui mangiare di 16 ore.

Abbiamo scelto questo programma in particolare perché è essenzialmente il più accessibile fra tutti.

Tuttavia, abbiamo coperto tutte le basi del digiuno intermittente nel primo capitolo, e abbiamo fornito informazioni interessanti nei capitoli 2, 3 e 4 che ti aiuteranno molto nel tuo viaggio.

Tutto ciò è seguito da un esempio di piano alimentare per 3 settimane pensato per ispirarti a creare il tuo piano personalizzato, usando le fantastiche ricette che ti forniamo in questo libro!

Spero che apprezzerai questa esperienza e che il libro ti sarà d'aiuto.

Capitolo 1
I Concetti alla Base del Digiuno Intermittente

Il primo capitolo si concentrerà sui concetti principali alla base del Digiuno Intermittente.

Abbiamo molto di cui parlare, quindi cercherò di suddividere l'argomento in paragrafi più brevi, in modo da rendere tutto più facile da digerire per te.

Perciò, prima di parlare di cosa sia il "Digiuno Intermittente", dobbiamo capire prima ciò che si trova alla sua base, cioè il "Digiuno".

Cosa è il Digiuno?

Quando si parla di digiuno, la prima cosa che viene in mente è "morire di fame", il che crea immediatamente un'impressione negativa in chi non conosce il concetto. Ma devi sapere che c'è una differenza netta fra le due cose.

Nel corso di questo libro, parleremo sempre di "Digiuno", perciò tienilo a mente proseguendo nella lettura.

Quindi, chiariamo questo concetto.

Il digiuno è una cosa del tutto diversa dal morire di fame, soprattutto per una cosa fondamentale: il controllo.

L'inedia è l'astensione involontaria dal cibo, non è controllata e non è intenzionale.

Chi soffre la fame non ha in mente cosa mangerà durante il pasto successivo o dove andrà ad acquistarlo.

Non si privano intenzionalmente del cibo, è la situazione in cui si trovano a rendere difficile la sua acquisizione. È ciò che succede, ad esempio, durante una carestia o in tempo di guerra, quando il cibo è estremamente limitato.

L'inedia è imposta a una persona, mentre il digiuno è totalmente volontario.

Il digiuno prevede che ti tieni intenzionalmente lontano dal cibo per motivi di salute, spirituali o altro.

Nei periodi di digiuno, il cibo è sempre disponibile, ma il tuo autocontrollo ti impedisce di consumarlo.

In questo caso, la scelta è completamente tua.

Ed è proprio questa scelta a marcare la differenza fra il digiuno e l'inedia.

L'inedia e il digiuno non dovrebbero mai essere confusi tra loro e non si tratta di termini interscambiabili; in realtà, sono l'una l'opposto dell'altro.

A tale proposito, dovresti sapere che il digiuno non ha una durata fissata, ma dipende dal tipo di digiuno che stai praticando.

Il digiuno religioso, ad esempio, potrebbe prevedere che tu digiuni dall'alba al tramonto nel mese santo del Ramadan; i programmi di digiuno intermittente, invece, ti chiedono di digiunare secondo diverse tempistiche.

Capirai meglio questo concetto una volta che inizieremo a parlare del digiuno intermittente.

In inglese, la colazione viene chiamata "breakfast", "rompi digiuno". Sai perché?

Sostanzialmente, perché dopo cena non mangi niente e vai a dormire, perciò di mattina stai interrompendo il tuo digiuno mangiando qualcosa.

Questa stessa parola è prova del fatto che il digiuno non è assolutamente una punizione crudele e, anzi, è un'attività volontaria quotidiana, anche se per un breve periodo di tempo.

Per non parlare del fatto che il digiuno è considerato da molti anche un "antico segreto per la perdita di peso"!

Adesso ho attirato la tua attenzione, vero?

Beh, ora che abbiamo visto le basi del digiuno, proseguiamo con l'argomento principale del nostro libro, che è il "Digiuno Intermittente".

Cosa è il Digiuno Intermittente?

Diamo un'occhiata a cosa significhi effettivamente "digiuno intermittente".

Al contrario del digiuno, il Digiuno Intermittente è semplicemente un metodo per specificare i periodi di tempo durante cui bisogna digiunare, e questo digiuno deve essere seguito regolarmente per ottenere dei benefici.

La durata di ciascun periodo di digiuno e, di conseguenza, dei periodi in cui mangiare normalmente, dipende dal protocollo che decidi di seguire.

Esistono molti tipi diversi di programmi di digiuno intermittente, perché non ce n'è uno migliore in assoluto, che risponda ai bisogni di tutti.

Funzionano tutti a livelli diversi per persone diverse; devi trovare quello che funziona meglio per te.

Un programma che potrebbe funzionare per te potrebbe essere assolutamente inefficace per un'altra persona, perciò è necessario sperimentare.

La lunghezza del periodo di digiuno può variare, fra le 12 ore o più, e il digiuno può essere seguito per una o due settimane, o persino per alcuni mesi. Dipende tutto dal tuo programma e dal peso ideale che vuoi raggiungere.

Tuttavia, in generale, si seguono più spesso i digiuni brevi, giornalieri se necessario, mentre quelli più lunghi, come quelli che durano per 24-36 ore, vengono seguiti 2-3 volte alla settimana.

A differenza della maggior parte degli altri programmi, il Digiuno Intermittente non ti obbliga a seguire una dieta specifica, ma ti permette di mangiare qualsiasi cibo salutare tu voglia, seguendo lo schema alimentare che preferisci.

Per riassumere ulteriormente, il digiuno intermittente ti chiede di assumere 0 calorie per un periodo determinato di tempo, che viene poi seguito da pasti ipocalorici a scelta durante le finestre in cui puoi mangiare.

Come accennato prima, ci sono diversi tipi di programmi di digiuno intermittente, e ognuno è pensato per un tipo specifico di persona.

Discuteremo più nel dettaglio i metodi principali del paragrafo successivo, ma giusto per darti un'idea, quelli che dovresti conoscere sono:

- Salto Spontaneo dei Pasti
- Dieta del Guerriero
- Digiuno a Giorni Alterni
- Protocollo 5:2
- Metodo 16/2

Quali Sono i Diversi Tipi di Digiuno Intermittente?

Ora che hai un'idea di cosa sia il "Digiuno Intermittente", credo che dovresti conoscere i diversi tipi di protocolli disponibili.

Sì, hai letto bene!

Il digiuno intermittente non significa solo smettere di mangiare e poi mangiare di nuovo al momento giusto.

Per via delle necessità e delle condizioni fisiologiche delle persone, gli scienziati e i nutrizionisti hanno creato diversi tipi di protocollo di digiuno intermittente.

Ognuno di questi tipi di protocollo è pensato per un gruppo specifico di persone.

Anche se ci sono molti programmi diversi, di seguito trovi alcuni dei principali che penso dovresti conoscere.

Salto Spontaneo dei Pasti: Questa forma di digiuno intermittente non ha dei periodi prestabiliti: ti dà totale libertà di creare la tua forma personalizzata di digiuno intermittente a seconda di quella che è la tua comfort zone.

Il che significa che se una mattina non hai fame, puoi semplicemente saltare la colazione e digiunare fino a cena, per poi fare un pasto salutare per concludere la giornata. In alternativa, puoi saltare il pranzo e la cena e fare colazione!

Lo scopo del protocollo è di darti la libertà di scegliere la tua routine di digiuno.

In alternativa, potresti scegliere di saltare pranzo, cena e colazione. Questo piano ti permette di creare il piano perfetto e più vantaggioso per te.

La Dieta del Guerriero: Questo programma è stato creato da un esperto, Ori Hofmekler e, secondo lui, il modo migliore di digiunare è mangiare quanta più verdura e frutta possibile.

Seguendo questa filosofia, Ori ha creato un piano in cui incoraggia le persone a mangiare piccole quantità di frutta e verdura nel corso della giornata, per poi finire con un pasto ricco alla sera.

Dopo cena, devi digiunare completamente per almeno 4 ore, per poi riiniziare il ciclo.

Metodo a Giorni Alterni: Questo metodo ti chiede di digiunare un giorno sì e uno no. Cioè: se digiuni oggi, domani puoi saltare il digiuno.

Ci sono diverse varianti di questo programma, ma la regola generale è di tenere l'apporto calorico al di sotto delle 500 calorie giornaliere.

È molto simile al noto protocollo "Eat-Stop-Eat", di cui parlerò ora.

Eat-Stop-Eat: Il protocollo Eat-Stop-Eat potrebbe sembrare un po' difficile da seguire all'inizio, ma dopo un po' di tempo non risulterà troppo complicato.

Questo protocollo è stato resto popolare dall'esperto di fitness Brad Pilon.

L'idea alla base di questo programma è semplicemente di digiunare per 24 ore una o due volte alla settimana e, in quelle ore, non puoi mangiare niente.

Per esempio, puoi scegliere di fare colazione alle 7, dopodiché il tuo pasto successivo sarà alle 7 del giorno dopo.

La Dieta 5:2: Questo programma prevede che mangi cibi salutari per 5 giorni alla settimana, assicurandoti di tenere l'apporto calorico sotto le 500-600 calorie giornaliere.

Dopodiché, digiuni per i 2 giorni successivi.

È una forma di digiuno molto popolare in America.

In caso non ti sia ancora chiaro come funzioni, devi sostanzialmente mangiare tutti i giorni tranne, ad esempio, il martedì e il mercoledì. Durante i giorni restanti non devi fare altro che mangiare normalmente, assicurandoti di tenere l'apporto calorico al di sotto delle 500-600 calorie, divise in 2-3 pasti piccoli.

Il Metodo 16/8: Il metodo 16/8 è quello su cui mi concentrerò di più, perché si crede che sia il più accessibile ed efficace.

È molto semplice: prevede che digiuni per 14-16 ore al giorno, avendo così una finestra di 8-10 ore per mangiare.

Per chiarire ulteriormente, puoi fare il tuo primo pasto alle 8 del mattino e continuare a mangiare per le 8/10 ore successive. Dopodiché, non puoi mangiare più niente per le 16/14 ore successive.

Un consiglio: seguendo questo metodo, puoi bere bibite senza calorie, acqua e caffè durante i periodi di digiuno.

Quali Sono i Benefici del Digiuno Intermittente?

Il Digiuno Intermittente è un programma ricco di benefici fantastici.

Il digiuno gioca un ruolo molto importante in diverse attività culturali e religiose, e per un buon motivo!

I vantaggi di cui si può godere seguendo un programma di digiuno intermittente sono molto interessanti.

Di seguito trovi 8 fantastici benefici che potrai trarre da questo programma, e che sono stati persino provati scientificamente!

Livelli di Glicemia: Diversi studi hanno dimostrato che il digiuno aiuta a migliorare significativamente i livelli di glicemia, il che a sua volta aiuta a diminuire le possibilità di contrarre il diabete.

Un altro studio ha dimostrato che il digiuno aumenta molto la sensibilità all'insulina.

Aiuta a combattere l'infiammazione: L'infiammazione è un problema serio per molte persone. Durante un'infiammazione cronica, le cellule del tuo corpo iniziano ad attaccarsi a vicenda, il che porta a diverse malattie cardiache, artrite e persino cancro.

È un problema serio e ho dedicato un capitolo intero all'infiammazione, perciò tranquillo, ne saprai di più!

Migliora la salute del cuore: Le malattie cardiache sono una delle cause principali di more in tutto il Mondo: quasi il 31.5% delle morti globali avvengono a causa di problemi al cuore.

Uno studio ha dimostrato che il digiuno intermittente aiuta ad abbassare i livelli di colesterolo cattivo di quasi il 25% e i trigliceridi del sangue di quasi il 32%.

Migliora e rafforza il cervello: Anche se le ricerche in questo campo sono limitate, ci sono diversi studi che hanno dimostrato che il digiuno può avere un effetto molto positivo sulla salute del cervello.

Un altro studio eseguito sui topi sottoposti a un programma di digiuno intermittente per quasi 11 mesi ha dimostrato dei miglioramenti significativi nella struttura e nelle funzioni del cervello.

Dato che contribuisce a ridurre l'infiammazione, aiuta molto anche a controllare le malattie neurodegenerative.

Aiuta a fare perdere peso: Ho già parlato di questo punto, ma dato che durante un Digiuno Intermittente stai limitando il tuo apporto calorico, migliori significativamente le tue possibilità di perdere peso.

Ma non è l'unico fattore in gioco; parlerò degli altri più avanti.

Migliora la longevità: Diversi studi sugli animali hanno dimostrato che il Digiuno Intermittente ne ha migliorato la longevità.

In uno studio recente eseguito sui ratti, è stato dimostrato che quelli che digiunavano a giorni alterni vivevano l'83% più a lungo dei ratti che non digiunavano.

Altre ricerche condotte su animali hanno riportato risultati simili.

Aiuta a prevenire il cancro: Degli studi eseguiti su vari animali e in provetta hanno dimostrato che il digiuno può aiutare molto nella prevenzione e nel trattamento del cancro.

Uno studio eseguito sui ratti ha dimostrato che il digiuno a giorni alterni li ha aiutati a bloccare completamente la formazione di un tumore cancerogeno.

Un altro studio simile in provetta ha dimostrato che il digiuno aveva un effetto positivo simile a quello della chemioterapia sulle cellule cancerogene quando si trattava di ritardarne la crescita.

E questa era solo la punta dell'iceberg! Ci sono molti più vantaggi del Digiuno Intermittente, ma qui ti ho elencato i principali per darti un'idea generale.

Cosa è il Digiuno Intermittente 16:8?

Ho già parlato brevemente del programma di Digiuno Intermittente 16:8, ma ora ne discuteremo più nel dettaglio.

Il protocollo 16:8 o 16/8 prevede che limiti il consumo di cibo o bevande caloriche per 8 ore, e digiuni per le restanti 16 ore.

Puoi seguire questo protocollo per tutto il tempo necessario a raggiungere il livello di salute e fitness a cui aspiri.

Negli ultimi anni, il protocollo 16/8 è diventato molto popolare, soprattutto come programma seguito dai principianti che vogliono bruciare più grassi e perdere peso.

Perché Dovresti Scegliere il Digiuno 16:8?

Il protocollo di Digiuno Intermittente 16/8 è particolarmente attraente per i principianti, e per dei buoni motivi.

La maggior parte degli altri programmi tende a importi una serie di regole alimentari molto restrittive, mentre il programma 16/8 non lo fa!

In realtà, è un programma molto facile e semplice da seguire che ti permetterà di ottenere risultati fantastici con uno sforzo minimo.

Grazie alla sua versatilità e flessibilità, è facile inserirlo all'interno del proprio stile di vita.

Oltre ad aiutarti a perdere peso, il programma 16/8 ti aiuterà a migliorare la salute del cervello, i livelli di glicemia e la tua longevità in generale.

Perciò, se è la prima volta che provi a digiunare, il metodo 16/8 è probabilmente l'opzione migliore per te!

E anche se sei un veterano del digiuno, il metodo 16/8 può comunque aiutarti a prenderti una pausa dai programmi più rigidi, pur continuando a godere dei benefici del digiuno.

Linee Guida per il Digiuno Intermittente 16:8

Ora che abbiamo spiegato le basi del metodo 16/8, vediamo come puoi iniziare effettivamente a seguire il programma.

Ho già indicato le regole di base, quindi approfondiamo ulteriormente.

Il primo passo è scegliere la tua finestra di digiuno.

Sappiamo già che puoi mangiare per 8 ore, giusto? Parliamone.

La maggior parte delle persone preferisce mangiare fra le 12 e le 20; è una buona opzione perché significa che digiuni nel corso della notte, dovendo così saltare solo la colazione.

Dopodiché, puoi fare un pranzo e una cena salutari e bilanciati per poter mantenere il tuo apporto calorico giornaliero.

D'altro lato, alcune persone preferiscono mangiare fra le 9 e le 17, in modo da poter fare una colazione salutare attorno alle 9, un buon pranzo a mezzogiorno e una cena leggera o uno spuntino alle 16, per poi iniziare il digiuno alle 17.

Questi sono solo due esempi, puoi scegliere il piano che si adatta meglio alle tue necessità.

Devi tenere a mente che durante la finestra in cui puoi mangiare devi evitare di esagerare, altrimenti non funzionerà.

I pasti e gli spuntini dovrebbero essere distribuiti adeguatamente per poter aiutare il tuo corpo a regolare i livelli di glicemia e l'appetito.

Inoltre, se vuoi migliorare ulteriormente l'efficacia del programma, dovresti provare a mangiare solo cibi non processati e a bere solo bevande salutari.

Un buon modo per farlo è equilibrare i tuoi pasti in modo che includano ingredienti come:

- Pollame, pesce, carne, uova, frutta secca, semi, ecc. per le proteine
- Olio di cocco, avocado e olio di oliva per i grassi salutari
- Riso, avena, orzo, grano saraceno e quinoa per i grassi salutari
- Pomodori, verdure a foglia verde, cetrioli, broccoli, cavolfiore ecc. come verdure

- Arance, mele, banane, frutti di bosco, pesche e pere come frutti salutari

Durante i tuoi periodi di digiuno, puoi bere delle semplici bevande senza calorie come acqua, caffè senza zucchero o tè, che ti aiuteranno a rimanere idratato e a tenere l'appetito sotto controllo.

Se mangi tanto cibo spazzatura, tutti gli effetti positivi del programma 16/8 verranno annullati e, alla fine, potrebbe farti più male che bene.

Per riassumere, questo protocollo di Digiuno Intermittente è molto facile da seguire ed è un modo semplice per capire come funzioni il digiuno, se non l'hai mai provato.

Inoltre, hai una finestra per mangiare abbastanza ampia da non sentirti incredibilmente debole, e permette al tuo corpo di abituarsi lentamente ai cambiamenti fisiologici e cellulari che accompagnano il metodo e il digiuno stesso.

Cosa Mangiare e Non Mangiare Durante il Digiuno

Anche se non ci sono delle linee guida specifiche riguardo a cosa mangiare, consigliamo di provare a stare alla larga dai cibi processati il più possibile, optando invece per delle alternative naturali.

Grassi salutari: Seguendo una dieta di "clean eating", fa molto bene consumare dei grassi salutari. Scegli i seguenti cibi:

- Olio di oliva
- Olio extravergine di oliva
- Burro senza sale organico
- Olio di cocco

- Burro chiarificato organico
- Olio di semi di girasole
- Avocado

Farina e cereali: Assicurati sempre di usare delle farine integrali al 100% senza additivi o conservanti.

- Pane
- Pasta
- Tortillas
- Riso
- Farine
- Soba
- Farina di mais
- Pangrattato

Latticini: Scegli sempre dei latticini interi organici derivati da mucche da allevamento a erba.

- Yogurt bianco
- Latticello
- Yogurt greco
- Panna acida
- Formaggio spalmabile
- Fiocchi di latte
- Latte
- Formaggio

Alternative senza lattosio/proteiche: Per delle alternative proteiche, puoi scegliere le mandorle senza zucchero, la salsa di soia, il latte di cocco o persino il riso.

- Tofu organico

- Tempeh organico

Pesce: Pesce e frutti di mare ecosostenibili sono la scelta migliore.

Frutta e verdura: I prodotti organici sono sempre un'ottima scelta per una dieta pulita.

Carne: È essenziale scegliere carne organica senza ormoni aggiunti e senza antibiotici.

- Pollame
- Bacon naturale
- Salumi non polimerizzati come il prosciutto
- Carne rossa magra

Sale ed erbe aromatiche: Il sale e le erbe aromatiche si spiegano da sole. Usali in quantità ragionevoli.

- Erbe aromatiche
- Sale kosher o marino

Frutta secca: La frutta secca e i semi sono permessi in una dieta pulita, quindi mangiali liberamente.

- Frutta secca e semi senza sale
- Burro organico senza sale di semi o di frutta secca

Dolcificanti: È essenziale tenere il più basso possibile il tuo apporto di zuccheri, ma se hai bisogno di qualcosa di dolce... scegli i seguenti dolcificanti approvati.

- Miele
- Zucchero di datteri
- Sciroppo d'acero puro
- Stevia

- Succo di canna organico evaporato
- Cioccolato fondente
- Estratto di vaniglia puro
- Cocco a scaglie senza zucchero

Succhi: Scegli sempre i succhi puri al 100%!

- Succo di limone (100%)
- Succo di frutta al 100%
- Succhi di frutta o di verdura fatti in casa al 100%

Addensanti: Alcuni addensanti sono permessi anche nell'ambito di una dieta pulita, come:

- Maranta
- Amido di tapioca
- Amido di patate

Frutta e verdura in scatola o barattolo: Per gli alimenti in scatola, come pomodori o fagioli, scegli quelli senza BPA.

Condimenti: Una cosa da tenere a mente quando si acquistano i condimenti, è che bisogna leggere le etichette. Assicurati che non contengano additivi, conservanti o zuccheri. In alternativa, se possibile, prova a farli in casa.

- Salsa piccante
- Mostarda di Digione
- Salsa di soia a basso contenuto di sodio
- Aceto

Alcuni ingredienti aggiuntivi: Alcuni ingredienti che dovresti conoscere:

- Frutti di bosco disidratati senza zucchero
- Fumo liquido naturale
- Brodo di pollo a basso contenuto di sale
- Agar-agar
- Concentrato di pomodoro (senza sale)

Come Identificare i Cibi Processati

Le dritte riportate qui sotto ti aiuteranno ad avere un'idea più chiara di come identificare i cibi processati.

- ✓ I cibi che contengono qualsiasi tipo di conservante come sale, zucchero o aromi per potere avere una scadenza più lunga sono cibi processati. Includono le bibite e i cereali per la colazione.
- ✓ Qualsiasi tipo di cibo la cui forma naturale venga alterata dovrebbe essere considerato processato. Per esempio, il pane fatto con grano a cui sono stati rimossi la crusca o il germe.
- ✓ I cibi che contengono uno o più elementi artificiali sono considerati cibi processati.

Come Dovresti Calcolare il Tuo Apporto Calorico?

Una cosa a cui dovresti prestare molta attenzione è avere un buon rapporto fra calorie assunte e bruciate, che è cruciale nella determinazione di quanto peso perderai sul lungo andare.

Guardando le etichette dei cibi potresti avere notato che fra i valori nutrizionali è presente la dicitura "Percentuale dell'apporto giornaliero". Potresti essere curioso su cosa significhi.

Significa che quei valori nutrizionali sono indicati e calcolati considerando la situazione base in cui una persona nella media consuma 2000 calorie al giorno. Ma non è un fatto fissato nella pietra, perché la fisiologia e i requisiti variano da persona a persona, e il tuo apporto giornaliero potrebbe essere superiore alle 2000 calorie.

Bisogna prendere in considerazione anche altri fattori, come altezza, età, peso, genere e il tuo livello quotidiano di attività fisica.

Prima di impostare il tuo obiettivo in termini di perdita di peso, è importante sapere come dovresti calcolare il tuo apporto calorico giornaliero.

Ci sono alcuni fattori che devi tenere in considerazione, come:

- Effetto termico del cibo
- Attività fisica
- Attività basale

Per quanto riguarda il calcolo in sé, dobbiamo parlare di una cosa conosciuta come "BMR".

In caso non lo sapessi, il Metabolismo Basale è il livello minimo di calorie richiesto dal tuo corpo per rimanere in salute in stato di riposo.

Questo valore copre il 60-70% delle calorie che bruci ogni giorno. Ricorda che, in generale, gli uomini hanno un BMR molto più alto delle donne.

Anche se ci sono molti modi per calcolarlo, quello più usato è il metodo "Harris Benedict", che è illustrato di seguito:

Uomo Adulto: 66 + (13.7 peso in kg) + (5 x
altezza in cm) – (6.8 x età in anni) = BMR

Donna Adulta: 655 + (9.6 x peso in kg) + (1.8
x altezza in cm) – (4.7 x età in anni) = BMR

Una volta che hai capito il tuo BMR, il passo successivo è calcolare l'apporto calorico necessario.

Per farlo, basta seguire questi passi in base al tuo livello di attività:

- Se hai uno stile di vita sedentario: apporto calorico = BMR x 1.2
- Se fai attività fisica leggera e/o ti alleni 1-3 volte a settimana: apporto calorico = BMR x 1.375
- Se fai attività fisica moderata, circa 3-5 volte alla settimana: apporto calorico = BMR x 1.55
- Se fai attività fisica intensa, 6-7 volte alla settimana: apporto calorico = BMR x 1.55
- Infine, se fai attività fisica molto intensa: apporto calorico = BMR x 1.9

Facciamo un esempio per chiarire.

Diciamo che tu abbia uno stile di vita sedentario e faccia poca attività fisica.

Facendo il calcolo, risulta che il tuo BMR sia 1745.

Moltiplicandolo per 1.2 otterresti 2049, che è la quantità di calorie di cui hai bisogno ogni giorno per mantenere il tuo peso attuale.

Calorie per Perdere Peso

Ora che hai capito il concetto di base dell'apporto calorico, il passo successivo è comprendere come puoi iniziare a perdere peso.

La prima cosa da sapere è che ci sono circa 3500 calorie per 450gr di grasso corporeo. Perciò, se vuoi dimagrire devi sostanzialmente bruciare 3500 calorie tramite una dieta o l'esercizio fisico, o una combinazione di entrambi.

Se riesci a creare un deficit calorico di 7000, puoi bruciare 1kg in una settimana. La quantità di stress che il tuo corpo può sopportare dipende dalla tua forza di volontà e dai livelli di stress che riesci a sostenere.

Il deficit calorico può essere creato mangiando meno o mangiando cibi ipocalorici/facendo più attività fisica.

Il modo migliore sarebbe combinare una dieta salutare con una buona quantità di esercizio fisico, così da ottenere i risultati migliori.

Se vuoi perdere peso, la regola generale che dovresti seguire è di diminuire il tuo apporto calorico di almeno 500 calorie, senza però superare le 1000, perché potrebbe influire sulle tue attività regolari.

D'altro lato, se vuoi perdere poco peso, 1000 calorie potrebbero essere troppe, quindi dovresti puntare a un deficit minore.

Il College of Sports Medicine o ACSM consiglia di non ridurre mai l'apporto calorico quotidiano a meno di 1200 calorie per gli uomini e 1800 per le donne.

Ora parleremo degli effetti del Digiuno Intermittente sul tuo corpo. Ma spieghiamo prima cosa siano gli ormoni.

Cosa Sono gli Ormoni?

In parole semplici, gli ormoni sono un tipo di molecola prodotta dalle ghiandole endocrine.

Queste molecole tendono a influenzare significativamente varie funzioni del corpo, fra cui quelle sessuali, il metabolismo, lo sviluppo e la crescita.

Un equilibrio corretto di questi ormoni è molto importante per il benessere fisico ed emotivo delle persone. Diversi studi hanno dimostrato anche che gli ormoni influenzano molto l'umore!

A parte mantenere le funzioni del tuo corpo, gli ormoni agiscono anche come messaggeri che viaggiano nel flusso sanguigno e permettono ai vari meccanismi e organi del corpo di comunicare fra loro.

Ci sono molti ormoni diversi nel corpo, classificati in varie tipologie.

Capire l'Effetto del Digiuno Intermittente sugli Ormoni

I grassi non sono gli unici a essere influenzati dal programma di digiuno intermittente.

A parte il grasso, cambieranno diverse altre cose a livello cellulare, e sarà tutto governato dai cambiamenti negli ormoni.

Per esempio, proseguendo col tuo programma, il corpo modificherà i livelli degli ormoni in modo da rendere il grasso più accessibile.

Allo stesso tempo, le cellule iniziano a riparare le cellule rotte o consumate, modificando così la tua espressione genica.

Nel capitolo 2 daremo più informazioni sugli ormoni, ma per il momento diamo un'occhiata ai principali che verranno influenzati dal digiuno:

- Insulina: Digiunando sempre di più, il livello di insulina diminuirà drasticamente. In questo modo, il tuo grasso diventerà più accessibile.

- Riparazione cellulare: Quando digiuni, il tuo corpo inizia a ripararsi da solo tramite un processo chiamato "autofagia", in cui le tue cellule iniziano a digerire ed eliminare le proteine vecchie e rotte che si sono accumulate al loro interno.

- Ormone della crescita: Il digiuno aumenterà di 5 volte la produzione dell'ormone della crescita, che migliorerà significativamente il tasso a cui il tuo corpo acquisisce o perde massa muscolare.

- Espressione genica: Durante il digiuno, i cambiamenti nell'espressione genica aiuteranno ad aumentare la forza del tuo sistema immunitario e la longevità.

Perché il Digiuno Intermittente è un Ottimo Strumento per la Perdita di Peso

Se stai entrando nel gioco del Digiuno Intermittente, è pressoché certo che, a parte rimanere in salute, il tuo obiettivo sia la perdita di peso.

Come avrai capito, la chiave per perdere peso è diminuire il tuo apporto calorico.

Quando digiuni, stai automaticamente diminuendo l'apporto calorico, perché consumi meno quantità di cibo.

A parte quello, il digiuno promuove anche la produzione di ormoni, come quello della crescita, e diminuisce i livelli di insulina, che alla fine renderanno il grasso molto più accessibile e facile da bruciare. Ciò avverrà grazie alla produzione aumentata di un altro ormone, la norepinefrina, che promuove il consumo dei grassi.

Grazie ai cambiamenti nei livelli ormonali, il digiuno potrebbe persino aumentare il tuo tasso metabolico fino al 14%!

In poche parole?

Diminuire l'apporto calorico e i cambiamenti negli ormoni causati dal digiuno intermittente miglioreranno significativamente le tue possibilità di perdere peso.

E non sono solo dicerie! Un recente studio condotto nel 2014 dimostra che il digiuno intermittente migliora significativamente le possibilità di dimagrire nel giro 3-24 settimane, che sono l'8% in più rispetto ad altri programmi comuni per la perdita di peso.

Un altro studio ha dimostrato che chi segue il digiuno intermittente perde quasi il 4-7% del grasso nella zona addominale. Questi grassi hanno anche la tendenza a causare problemi agli organi dell'area toracica, perciò è un'ottima cosa.

Ulteriori studi hanno dimostrato che il digiuno intermittente permette al tuo corpo di ridurre la perdita di massa muscolare, rimanendo così in forma per periodi più lunghi.

A prescindere dai benefici, comunque, dovresti tenere a mente che l'efficacia del digiuno intermittente alla fine dipenderà da quanto sei bravo a limitare il tuo apporto calorico.

Se digiuni per un giorno e poi mangi tantissimo quello successivo, il risultato finale non sarà affatto soddisfacente.

Perciò, cerca di tenere il tuo apporto calorico giornaliero al di sotto delle 500 calorie, mangia cibi più salutari, allenati e digiuna per ottenere i risultati migliori.

Il digiuno intermittente è un ottimo strumento per la perdita di peso, perché accelera la combustione dei grassi, ma la sua efficacia dipende da quanto riuscirai a controllarti a lungo andare.

Alcune Precauzioni da Tenere a Mente

Se ci pensi bene, noterai che, a differenza della maggior parte delle diete, l'unico lato negativo del digiuno intermittente è che agli inizi potresti avere molta fame.

Tuttavia, bisogna tenere a mente che spesso la fame tende a comportare una debolezza generale, che a sua volta potrebbe farti sentire letargico.

Non devi preoccuparti troppo per queste cose però, perché alla fine il senso di letargia scomparirà e il tuo corpo si abituerà alla nuova dieta.

Tuttavia, dovresti tenere a mente che se soffri di uno dei seguenti disturbi, dovresti consultare il tuo medico prima di intraprendere il viaggio del digiuno.

- Diabete
- Problemi di glicemia
- Pressione bassa
- Prendi farmaci regolarmente
- Sei sottopeso
- Disturbi alimentari, presenti o passati
- Se sei una donna e stai cercando di rimanere incinta
- Se sei una donna che ha sofferto di amenorrea

- Se sei incinta o stai allattando

Ora che abbiamo chiarito tutto, possiamo passare a un piano alimentare semplice pensato per ispirarti a creare il tuo piano personale.

Dato che stiamo parlando del metodo 16:8 nello specifico, il piano alimentare segue questo programma.

Piano Alimentare 16:8 da 3 Settimane

Il piano è stato pensato in modo che, per ogni giorno, digiuni dalle 23 alle 7, mentre nelle altre ore hai 3 pasti divisi da intervalli da 4-5 ore, con degli spuntini minimi fra uno e l'altro.

Settimana 1

Settimana 1	23 – 7	Pasto 1	Pasto 2	Pasto 3
Giorno 1 (Domenica)	Digiuno	Uova nel Buco	Cavolo Nero	Crocchette di Tonno
Giorno 2 (Lunedì)	Digiuno	Deliziosi Fiocchi d'Avena alla Zucca	Tortino di Cavolfiore	Gamberetti Grigliati al Lime
Giorno 3 (Martedì)	Digiuno	Pancake Ricchi	Broccoli e Cavolfiore	Pollo Speziato
Giorno 4 (Mercoledì)	Digiuno	Uova nel Buco	Cavolo Nero	Crocchette di Tonno
Giorno 5 (Giovedì)	Digiuno	Deliziosi Fiocchi d'Avena alla Zucca	Tortino di Cavolfiore	Gamberetti Grigliati al Lime
Giorno 6 (Venerdì)	Digiuno	Pancake Ricchi	Broccoli e Cavolfiore	Pollo Speziato
Giorno 7 (Sabato)	Digiuno	Uova Strapazzate al Pomodoro	Cavolo Nero	Lonza di Maiale all'Occidentale

Settimana 2	23 - 7	Pasto 1	Pasto 2	Pasto 3
Giorno 1 (Domenica)	Digiuno	Pancake Ricchi	Calamari da Acquolina in Bocca	Cavolo Croccante Speziato
Giorno 2 (Lunedì)	Digiuno	Fiocchi d'Avena all'Ananas	Broccoli e Cavolfiore	Torta di Asparagi
Giorno 3 (Martedì)	Digiuno	Muffin all'Uovo	Zucchine alla Salsa BBQ	Costolette d'Agnello alla Paprika
Giorno 4 (Mercoledì)	Digiuno	Pancake Ricchi	Calamari da Acquolina in Bocca	Cavolo Croccante Speziato
Giorno 5 (Giovedì)	Digiuno	Fiocchi d'Avena all'Ananas	Broccoli e Cavolfiore	Torta di Asparagi
Giorno 6 (Venerdì)	Digiuno	Muffin all'Uovo	Zucchine alla Salsa BBQ	Costolette d'Agnello alla Paprika
Giorno 7 (Sabato)	Digiuno	Muffin all'Uovo	Zucchine alla Salsa BBQ	Polpette Piccanti

Settimana 3

Settimana 3	23 – 7	Pasto 1	Pasto 2	Pasto 3
Giorno 1 (Domenica)	Digiuno	Broccoli al Forno	Cavolo Nero	Cavolo Croccante Speziato
Giorno 2 (Lunedì)	Digiuno	Fiocchi d'Avena all'Ananas	Piatto di Porri	Cocco e Cavolfiore
Giorno 3 (Martedì)	Digiuno	Muffin all'Uovo	Pollo all'Aglio	Cavolo all'Aglio
Giorno 4 (Mercoledì)	Digiuno	Broccoli al Forno	Cavolo Nero	Cavolo Croccante Speziato
Giorno 5 (Giovedì)	Digiuno	Fiocchi d'Avena all'Ananas	Piatto di Porri	Cocco e Cavolfiore
Giorno 6 (Venerdì)	Digiuno	Muffin all'Uovo	Pollo all'Aglio	Cavolo all'Aglio
Giorno 7 (Sabato)	Digiuno	Muffin all'Uovo	Zucchine alla Salsa BBQ	Polpette Piccanti

Capitolo 2:
Informazioni Aggiuntive per il Tuo Viaggio

Nutrienti Chiave da Conoscere

Il digiuno stresserà molto il tuo corpo e, dato che ti perderai molti alimenti per tanto tempo, dovrai assicurarti di avere una dieta ben equilibrata per poter rimanere in salute.

Qui sotto trovi i nutrienti base su cui dovresti concentrarti.

- **Proteine:** Sono le fondamenta del tuo corpo, perché aiutano a generare e riparare i tessuti. Incentivano la crescita e lo sviluppo.
- **Grassi:** Anche se spesso sono visti in maniera negativa, sono essenziali, perché sono una riserva di energia per il corpo.
- **Carboidrati:** Sono la fonte principale di energia per il corpo. Possono essere semplici o complessi, e possono essere convertiti in energia molto facilmente.
- **Acqua:** Aiuta a mantenere il livello ottimale di omeostasi nel tuo corpo ed aiuta a facilitare il trasporto dei nutrienti.
- **Minerali:** A parte i nutrienti principali, ci sono dei minerali essenziali necessari per poter mantenere il corpo in salute. Per esempio, il potassio aiuta a mantenere un livello ottimale di fluido cellulare, il calcio rafforza le ossa, e così via.
- **Vitamine:** Come i minerali, anche le vitamine sono necessarie per assicurare che il corpo funzioni nella maniera corretta. Una carenza di determinate vitamine porta a problemi di salute gravi. Ad esempio, la vitamina C è responsabile della sintesi del collagene, che aiuta a mantenere la struttura del sangue, mentre la vitamina D aiuta a mantenere il livello di omeostasi del calcio.

Una volta che hai una buona comprensione dei nutrienti, continua a leggere per scoprire delle ottime alternative salutari per i gli ingredienti che usiamo tutti i giorni.

Alternative Salutari agli Ingredienti Comuni

È molto importante conoscere i dolcificanti naturali a basso contenuto di carboidrati e adatti alla dieta chetogenica che puoi usare. Questi dolcificanti ti aiuteranno a migliorare il sapore dei tuoi dessert senza esagerare con carboidrati o zuccheri.

Esistono molti tipi diversi di sostituti per lo zucchero, di molte marche diverse.

Detto ciò, i più comuni sono:

Stevia: La stevia è l'estratto della pianta di stevia che cresce spontaneamente in natura. È un dolcificante senza calorie perfetto per la dieta. Puoi trovarla in forma liquida o in polvere. Quella in polvere è più adatta alla maggior parte delle ricette, ma puoi tenere quella liquida a portata di mano per le ricette a base liquida. Quando compri la stevia, assicurati di acquistarne una senza ingredienti aggiunti, perché alcuni marchi tendono a riempire i loro prodotti di ingredienti artificiali.

Eritritolo: L'eritritolo è una sostanza che si trova comunemente in diversi formaggi e frutti. Come la stevia, è un dolcificante senza calorie perfetto per la dieta. Tuttavia, una sua proprietà unica è che ha un aspetto simile a una glassa, il che lo rende perfetto da usare sui dolci. Una cosa importante da tenere a mente quando usi l'eritritolo è che il sapore è equivalente a quello dello zucchero; ciò significa che 1 cucchiaio di eritritolo ti darà lo stesso sapore di 1 cucchiaio di zucchero.

Swerve: Lo Swerve è un dolcificante artificiale in polvere disponibile sia in versione granulare che semolata. È dolce tanto quanto lo zucchero, quindi dovrebbe essere usato di conseguenza.

Xilitolo: Lo xilitolo è un tipo di sostanza caratterizzata come zucchero alcolico. In caso non lo sapessi, gli zuccheri alcoli sono un insieme di molecole di zucchero e alcool. La loro struttura unica gli permette di stimolare i recettori di sapore dolce sulla lingua. Queste sostanze si trovano naturalmente in molta frutta e verdura e si possono acquistare in forma di cristallo.

Sucralosio: Cambia la consistenza di molti dolci ed è quasi 600 volte più dolce dello zucchero, ma ha meno calorie.

Sciroppo di agave: Lo sciroppo di agave è da 1.4 a 1.6 volte più dolce dello zucchero da tavola e viene di solito usato come alternativa a zucchero e miele nelle ricette. È molto dolce perché è composto per il 70-90% di fruttosio. Tuttavia, tieni a mente che non è un dolcificante ideale e, se decidessi di usarlo, dovresti farlo in quantità molto ridotte.

Polvere di Monk Fruit: Il Monk Fruit, conosciuto anche come "frutto della longevità", è nativo della Cina e della Thailandia nel nord. È quasi 300 volte più dolce dello zucchero ed è stato usato nella medicina cinese per trattare obesità e diabete. È un prodotto simile alla stevia in quanto a gusto, ma elimina il retrogusto amaro associato con la maggior parte dei prodotti a base di stevia.

Dopo i dolcificanti, il prossimo ingrediente di cui dovresti conoscere le alternative sono le farine.

La farina 00 contiene molti carboidrati, quindi non può essere usata quando si segue una dieta, ma ci sono delle alternative piuttosto buone fra cui scegliere.

Quelle da conoscere sono:

Farina di glucomannano: La farina di glucomannano è ottenuta da tuberi di diverse specie di Amorphophallus. È un tipo di fibra solubile alimentare con una struttura molto simile alla pectina. Il glucomannano è un composto di glucosio e mannosio. È un ottimo agente gelificante, per formare patine, addensante, emulsificante e stabilizzante.

Farina di semi di lino: Conosciuta anche come "semi di lino macinati", è molto nutriente. È un'ottima fonte di vitamina B1, rame e Omega-3. La farina di semi di lino può sostituire la farina 00 nelle ricette, ma anche le uova. Nei negozi puoi trovarla in buste sottovuoto e contiene solo 1g netto di carboidrati per porzione.

Farina di cocco: La farina di cocco è molto adatta alla dieta chetogenica. Tuttavia, devi stare attento alle quantità, perché è estremamente assorbente, il che significa che una piccola quantità è sufficiente per raggiungere lo stesso risultato che otterresti con molta più farina 00. La farina di cocco è composta di cocco essiccato macinato finemente, ed è un'ottima alternativa alla farina normale.

Farina di mandorle: È fatta con mandorle scottate o crude: la prima risulta più liscia al tatto, il che la rende molto usata per la preparazione di dolci a basso contenuto di carboidrati. La farina di mandorle contiene più fibre e proteine rispetto a quella di grano, e può avere un effetto molto meno drastico sui tuoi livelli di glicemia. Contiene anche molto magnesio, potassio e altri nutrienti essenziali.

Un altro ingrediente molto usato è il latte. Come forse saprai già, il latte di origine animale contiene molti carboidrati. Il rapporto fra carboidrati e grassi del latte è 5:1, che è molto alto! Delle buone alternative al latte di origine animale sono:

- Latte di mandorle

- Latte di canapa

- Latte di noci macadamia

- Latte di anacardi

- Latte di cocco

- Latte di nocciole

A parte farine e sostitutivi di latte e dolcificanti, di seguito trovi altri ingredienti che dovresti aggiungere alla tua lista della spesa per preparare la tua dispensa per il viaggio che ti attende.

Per semplificare le cose, li ho divisi in categorie.

Proteine: Quando si tratta di proteine, prova a comprare delle uova organiche. Oltre a queste, buone fonti di proteine sono:

- Burro di anacardi

- Burro di mandorle

- Burro di noci macadamia

- Formaggio morbido di capra

- Groviera

- Cheddar

- Parmigiano

- Formaggio morbido

Cioccolato: Quando compri il cioccolato, devi prendere quello fondente al 90% o più, perché contiene meno carboidrati.

Frutta: I frutti di grandi dimensioni contengono molti zuccheri. Tuttavia, puoi sempre equilibrare le porzioni. Frutti a contenuto più ridotto di zuccheri sono:

- Avocado

- Lamponi

- Fragole

- Mirtilli

Grassi e oli: È essenziale che tu conosca la differenza fra grassi buoni e cattivi, che saranno la tua fonte primaria di energia. In breve, dovresti evitare i grassi insaturi. I grassi saturi e monosaturi fanno bene al corpo e aiutano a ridurre le infiammazioni. Buone fonti di grassi salutari sono:

- Olio di cocco

- Burro chiarificato

- Olio di avocado

- Olio di noci macadamia

Frutta secca e semi: Frutta secca e semi sono ottimi come spuntino, visto che non devono essere cucinati. Sono anche ingredienti fantastici per i dolci. Tuttavia, ricorda che alcuni tendono a contenere molti carboidrati, quindi tieni sotto controllo le porzioni. Fra i migliori ci sono:

- Semi di zucca

- Anacardi

- Pistacchi

- Mandorle

- Semi di sesamo

- Noci brasiliane

- Noci macadamia

- Semi di lino

Verdure: Le verdure che crescono sopra la terra contengono di solito meno carboidrati. Alcune vengono usate anche nei dolci. Assicurati di evitare le verdure che contengono tanti amidi, come le patate!

- Lattuga

- Sedano

- Lattuga romana

- Cavolo

- Cetriolo

- Spinaci

- Cavolfiore

- Broccoli

- Verza

- Broccoletti di Bruxelles

Buone Alternative al Sale da Conoscere

Il sale è un altro ingrediente che usiamo tutti i giorni. Tuttavia, sappiamo anche che mangiare troppo sale può portare a pressione alta, ipertensione e vari altri problemi.

Semi di girasole

I semi di girasole sono una fantastica alternativa al sale, e danno un sapore nocciolato e leggermente dolce. Puoi usarli crudi o tostati.

Succo di limone fresco

Si pensa che il limone sia un buon ibrido fra cedro e un'arancia amara. Contiene molta vitamina C, che aiuta a neutralizzare i radicali liberi nocivi.

Cipolla in polvere

Per chi non lo sapesse, la cipolla in polvere è una spezia disidratata e macinata fatta con la cipolla. La polvere viene usata come condimento in molti piatti. Tieni a mente che la cipolla in polvere e il sale alla cipolla sono due cose diverse. Qua stiamo parlando della polvere. Il sapore è un buon insieme di dolce, piccante e un po' terroso.

Pepe nero macinato

Anche il pepe nero macinato è una buona alternativa al sale, e proviene dall'India. Puoi macinare tu stesso i grani di pepe.

Cannella

La cannella è una spezia molto popolare e saporita che deriva dalla corteccia interiore degli alberi. Due varietà di cannella solo quella di Ceylon e quella cinese, e hanno un sapore netto, caldo e dolce.

Aceto Aromatizzato

L'aceto infuso con la frutta, o aceto aromatizzato, è un insieme di aceto e frutta per dargli un sapore dolce. È un ottimo ingrediente per aggiungere un po' di sapore ai pasti senza sale. Potrebbe essere necessario sperimentare un po' per trovare la miscela giusta per te.

Per quanto riguarda la produzione dell'aceto:

- Lava la frutta e affettala
- Metti ½ tazza di frutta in un barattolo di vetro
- Aggiungi l'aceto di vino bianco (o balsamico)
- Fallo riposare per circa 2 settimane
- Filtra e usa come vuoi

Vari Ormoni e le Loro Funzioni

Nel primo capitolo ho già parlato degli ormoni che vengono influenzati dal digiuno intermittente.

Ecco altri ormoni che dovresti conoscere:

- Ossitocina
- Testosterone
- Adrenalina
- Estrogeni
- Vasopressina
- Melatonina
- Insulina
- Prolattina
- Tiroxina
- Ormone della crescita

Vediamo le funzioni di ciascuno di essi.

Ormone della crescita

L'ormone della crescita è essenziale per il funzionamento corretto dell'apparato endocrino. È secreto dalle ghiande pituitarie, che si trovano nella parte inferiore del cranio, e si occupa della massa muscolare.

Aiuta anche a mantenere i livelli di grasso ottimali, proteggendo allo stesso tempo il corpo dal colesterolo.

Migliora anche la circolazione del sangue.

Tiroxina

È secreta dalla ghianda tiroidea e prodotta nella ghianda pituitaria. Questo ormone è solitamente conosciuto come T4 e gioca un ruolo importante nel mantenimento del metabolismo e della salute psicologica.

Prolattina

È secreta nell'adenoipofisi, sotto al cervello, ed è responsabile principalmente per la produzione di latte nelle ghiandole mammarie.

Insulina

È prodotta dalle cellule beta nel pancreas ed è responsabile di tenere sotto controllo i livelli di glicemia. Aiuta ad "aprire" le cellule in modo che possano assorbire il glucosio dal flusso sanguigno.

Melatonina

È secreta dalla ghiandola pineale ed è conosciuta come l'ormone del sonno, perché aiuta a regolare il ciclo del sonno (fra le altre cose) e agisce come orologio biologico del corpo. Aiuta anche a rafforzare il sistema immunitario.

Ossitocina

L'ossitocina è conosciuta anche come l'ormone della nascita. Fra le sue varie funzioni, aiuta a regolare il sistema nervoso centrale del corpo, permettendogli di adattarsi ai diversi comportamenti sociali. Viene prodotta nel cervello dall'ipotalamo. Aiuta anche a rilassare i muscoli e a produrre il latte materno.

Testosterone

È un ormone sessuale responsabile dello sviluppo di diverse caratteristiche dell'uomo, fra cui altezza, peli, produzione di sperma e sviluppo degli organi sessuali.

La sua funzione principale è di regolare il desiderio sessuale e di controllare la produzione di sperma, il che lo rende vitale per il processo riproduttivo.

Anche le donne hanno quantità minime di testosterone. Negli uomini, è secreto dalle ghiandole adrenali, nei testicoli; nelle donne dalle ovaie.

Adrenalina

Conosciuta anche come ormone "combatti o fuggi", è quello che mantiene l'istinto di sopravvivenza.

Se il tuo corpo percepisce un pericolo attiva la risposta "combatti o fuggi", che influenza pressione del sangue, dilatazione delle pupille e battito cardiaco.

Estrogeni e Vasopressina

Come il testosterone, gli estrogeni sono ormoni sessuali che si trovano principalmente nelle donne. Hanno funzioni molto simili al testosterone e aiutano a sviluppare gli organi sessuali secondari delle donne, come il seno. Sono responsabili anche del ciclo mestruale.

I livelli di estrogeno nelle donne diminuiscono gradualmente nel corso della vita, portando alla menopausa.

Forniscono anche una protezione cardiovascolare e stimolano la produzione di pigmentazione e collagene nella pelle.

I Pericoli degli Squilibri Ormonali

Il Digiuno Intermittente prevede che digiuni per periodi di tempo prolungati, cosa che, se fatta in maniera scorretta, potrebbe avere delle ripercussioni negative sul tuo corpo.

Uno dei problemi principali che potresti dovere affrontare durante un digiuno è lo squilibrio ormonale. Di seguito cercherò di aiutarti a capire cosa comporta.

Ormone della crescita

Se hai un deficit di ormone della crescita, sarai stanco e i tuoi muscoli saranno più deboli. Aumenteranno anche i livelli di colesterolo.

Si crede che le carenze di ormone della crescita siano una delle cause principali del nanismo.

Dei disturbi dell'umore legati a questo ormone sono isolamento sociale, perdita di autocontrollo e ansia.

Ossitocina

Una carenza di ossitocina potrebbe portare a depressione e diversi problemi di ansia. Inoltre, si sospetta che l'autismo sia legato a dei livelli bassi di questo ormone.

Testosterone

Dei livelli bassi di testosterone sono legati a varie malattie, come diabete, obesità, depressione, osteoporosi, disfunzione erettile.

Al contrario, un alto livello di testosterone nelle donne può portare ad androginia, acne, eccesso di peli sul corpo, aggressività e ciclo mestruale anomalo.

Adrenalina

Livelli eccessivi di adrenalina possono portare a situazioni pericolose, come lo stress cronico e a disturbi d'ansia e attacchi di panico.

Si crede anche che siano connessi a disturbi cardiovascolari, insonnia, obesità e all'indebolimento del sistema immunitario.

Estrogeni

Uno squilibrio di estrogeni può portare a irritabilità, depressione e sbalzi d'umore frequenti e incontrollabili.

Un deficit nella produzione di estrogeni può portare a problemi come cancro delle ovaie, uterino e del seno.

È legato anche alla perdita di memoria e all'osteoporosi.

D'altro lato, un eccesso di estrogeni può portare allo sviluppo di tumori e all'amenorrea.

Vasopressina

Una carenza costante di vasopressina porta al diabete insipido e a una carenza di sodio.

Melatonina

Bassi livelli di melanina sono stati collegati a disturbi del sonno, vari sintomi di infiammazione e invecchiamento precoce della pelle.

Insulina

Uno squilibrio di insulina può risultare spesso in ipertensione, diabete e cisti ovariche.

Prolattina

Una secrezione eccessiva di prolattina porta alla menopausa, mentre un suo deficit è legato alla Sindrome di Sheehan, che porta alla possibile distruzione della ghiandola pituitaria della donna dopo aver partorito.

Negli uomini, una produzione eccessiva di prolattina potrebbe portare a disturbi ormonali e allo sviluppo esagerato degli organi secondari, come il seno. Può anche causare disfunzione erettile.

Tiroxina

I problemi più comuni legati ai deficit di tirossina includono:

Ipotiroidismo: Il corpo non riesce a produrre la quantità necessaria di tiroxina, che potrebbe portare ad aumento di peso e depressione, fra le altre cose.

Ipertiroidismo: Il corpo produce troppa tiroxina a causa dell'iperattività della ghiandola, che provoca insonnia, tremori, ansia e così via.

Ora che abbiamo parlato degli ormoni e dei problemi legati al loro deficit, parleremo dell'obesità. Ma, prima di tutto, è importante avere una buona comprensione di cosa sia l'IMC (o BMI) e dei concetti principali riguardanti il peso.

Il Concetto di Peso Corporeo

Di questi tempi parlano tutti di perdere peso e diventare la prossima diva sexy o mister universo. Ma ti sei mai domandato di cosa stanno parlando? Scientificamente, intendo! Beh, la risposta è piuttosto semplice. Con il termine "peso" fanno riferimento alla quantità di massa nel corpo, di cui la maggior parte deriva da acqua, grasso, ossa e muscoli.

Quando qualcuno viene definito "obeso", in termini semplici vuol dire che ha un eccesso di grasso corporeo rispetto ai livelli sicuri, che ora ne sta danneggiando la salute.

I professionisti, come dottori e infermieri, di solito seguono l'Indice di Massa Corporea (IMC o BMI, dall'inglese Body Mass Index).

In parole povere, l'IMC è un metodo di misurazione eseguito confrontando altezza e peso di una persona per potere avere un'idea generale del suo fisico. Per calcolarlo, si usa la formula riportata di seguito.

$$\text{Indice di Massa Corporea} = \frac{\text{Peso (in kg)}}{\text{Altezza}^2 \text{ (in m)}}$$

Una volta ottenuto l'Indice, per valutare i risultati può essere usata una tabella simile a quella riportata più sotto.

Gli standard sono stati impostati dall'Organizzazione Mondiale della Salute, che afferma che una persona con un IMC di 25-30 è di solito sovrappeso, mentre sopra il 30 è obesa.

Al momento in cui sto scrivendo, purtroppo, il livello di persone che soffrono di obesità e percentuali elevate di grasso corporeo sono ai massimi storici. Nel 2014 è stato stimato che quasi 600 milioni di adulti fossero obesi, mentre 42 milioni della popolazione obesa mondiale erano bambini al di sotto dei cinque anni. Grazie, fastfood!

Tabella IMC

Legenda: Sottopeso | In salute | Sovrappeso | Obeso | Estremamente obeso

Altezza in/cm \ Peso lbs	100	105	110	115	120	125	130	135	140	145	150	155	160	165	170	175	180	185	190	195	200	205	210	215
kg	45.5	47.7	50.0	52.3	54.5	56.8	59.1	61.4	63.6	65.9	68.2	70.5	72.7	75.0	77.3	79.5	81.8	84.1	86.4	88.6	90.9	93.2	95.5	97.7
5'0" · 152.4	19	20	21	22	23	24	25	26	27	28	29	[illegible]	[illegible]	[illegible]	[illegible]	[illegible]	[illegible]	[illegible]	[illegible]	[illegible]	[illegible]	[illegible]	[illegible]	[illegible]
5'1" · 154.9	18	19	20	21	22	23	24	25	26	27	28	29	[illegible]	[illegible]	[illegible]	[illegible]	[illegible]	[illegible]	[illegible]	[illegible]	[illegible]	[illegible]	[illegible]	[illegible]
5'2" · 157.4	18	19	20	21	22	22	23	24	25	26	27	28	29	[illegible]	[illegible]	[illegible]	[illegible]	[illegible]	[illegible]	[illegible]	[illegible]	[illegible]	[illegible]	[illegible]
5'3" · 160.0	17	18	19	20	21	22	23	24	24	25	26	27	28	29	[illegible]	[illegible]	[illegible]	[illegible]	[illegible]	[illegible]	[illegible]	[illegible]	[illegible]	[illegible]
5'4" · 162.5	17	18	18	19	20	21	22	23	24	24	25	26	27	28	29	[illegible]	[illegible]	[illegible]	[illegible]	[illegible]	[illegible]	[illegible]	[illegible]	[illegible]
5'5" · 165.1	16	17	18	19	20	20	21	22	23	24	25	25	26	27	28	29	[illegible]	[illegible]	[illegible]	[illegible]	[illegible]	[illegible]	[illegible]	[illegible]
5'6" · 167.6	16	17	17	18	19	20	21	21	22	23	24	25	25	26	27	28	29	29	[illegible]	[illegible]	[illegible]	[illegible]	[illegible]	[illegible]
5'7" · 170.1	15	16	17	18	18	19	20	21	22	22	23	24	25	25	26	27	28	29	29	[illegible]	[illegible]	[illegible]	[illegible]	[illegible]
5'8" · 172.7	15	16	16	17	18	19	19	20	21	22	22	23	24	25	25	26	27	28	28	29	[illegible]	[illegible]	[illegible]	[illegible]
5'9" · 175.2	14	15	16	17	17	18	19	20	20	21	22	22	23	24	25	25	26	27	28	29	29	[illegible]	[illegible]	[illegible]
5'10" · 177.8	14	15	15	16	17	18	18	19	20	20	21	22	23	23	24	25	26	26	27	28	28	29	[illegible]	[illegible]
5'11" · 180.3	14	14	15	16	16	17	18	18	19	20	21	21	22	23	23	24	25	25	26	27	28	28	29	[illegible]
6'0" · 182.8	13	14	14	15	16	17	17	18	19	19	20	21	21	22	23	23	24	25	26	26	27	27	28	29
6'1" · 185.4	13	13	14	15	15	16	17	17	18	19	19	20	21	21	22	23	23	24	25	25	26	27	27	28
6'2" · 187.9	12	13	14	14	15	16	16	17	18	18	19	19	20	21	21	22	23	23	24	25	26	26	27	27
6'3" · 190.5	12	13	13	14	15	15	16	16	17	18	18	19	20	20	21	21	22	23	23	24	25	26	26	27
6'4" · 193.0	12	12	13	14	14	15	15	16	17	17	18	18	19	20	20	21	22	22	23	23	24	25	25	26

La prossima domanda cruciale a cui tutti stanno pensando è: una dieta chetogenica o una dieta ad alto contenuto di grassi e basso contenuto di carboidrati può aiutare a ridurre il livello di grasso?

Grazie alla tabella riportata sopra, riuscirai a capire in quale categoria rientri: sottopeso, normale, sovrappeso o persino obeso.

Cosa è l'Obesità?

In termini generali, l'obesità è una condizione fisica in cui una persona si ritrova quando ha accumulato dei livelli insoliti di grasso nel corpo.

Questi livelli elevati di grasso causano spesso effetti collaterali negativi gravi sul cuore e sulla salute in generale.

Nel momento in cui sto scrivendo, quasi 2 adulti su 3 in America soffrono di obesità, il che significa che lo è il 68.8% della popolazione.

Per capire quanto una persona è obesa, si può usare il calcolo usato per l'IMC di una persona. Di solito, se il peso di una persona è del 20% superiore rispetto al valore stimato, allora questa è obesa.

La Situazione Attuale in America

Detto ciò, è molto triste dire che la situazione attuale degli americani non è piacevole. Anzi, si può parlare di un'epidemia!

Secondo delle stime recenti, 2 adulti su 3 rientrano nella categoria "sovrappeso", 1 su 2 in quella di "obeso" e 1 su 20 nella categoria "estremamente obeso".

Ma il problema non è limitato solo agli adulti! Un terzo della popolazione dei bambini fra i 6 e i 19 anni è considerato sovrappeso o obeso.

Secondo l'Istituto Nazionale di Sanità, quasi il 60% degli adulti americani è sovrappeso e il 35% è obeso.

Perché Dovrebbe Interessarti?

Come detto in precedenza, il modo più semplice per capire se sei obeso o meno è calcolare il tuo IMC.

- 25-29.9 significa che sei sovrappeso
- 30+ significa che sei obeso
- 40+ significa che sei estremamente obeso

A parte distruggere la tua sicurezza e farti sentire sempre triste, essere obesi ha delle implicazioni molto serie per la tua salute.

- Aumenta i livelli di colesterolo
- Ti rende più incline a soffrire di diabete
- Aumenta la pressione del sangue
- Sarai più incline a soffrire di malattie cardiache
- Sarai più incline ad avere ictus
- Potresti iniziare ad avere episodi di dispnea momentanei nel sonno
- Le tue ossa si indeboliranno e soffrirai di osteoartrite
- Aumenterà la possibilità che si formino calcoli della colecisti
- Diventerà più difficile controllare bene le tue funzioni cognitive
- Aumenterà il rischio di cancro
- Provocherà molti problemi ai pazienti di asma

Perciò è di primaria importanza che non ti perdi nel mondo del cibo. Senza un controllo appropriato sul tuo apporto alimentare, potresti trovarti presto ad affrontare serie conseguenze.

Cosa Contribuisce all'Obesità?

Un fattore chiave nella riduzione del peso tramite il Digiuno Intermittente è capire bene cosa sia l'obesità e quali sono i fattori che vi contribuiscono.

Se hai una buona comprensione di cosa ti fa ingrassare, puoi rimuovere quelle cose dalla tua vita e migliorare le possibilità di perdere più peso.

La prima cosa che viene in mente quando parliamo delle cause dell'obesità è sicuramente il cibo.

Ma non finisce qui: ci sono altri fattori che contribuiscono ampiamente all'obesità, oltre a una dieta scorretta. Alcuni dei più importanti sono:

- **Uno squilibrio generale nell'uso di energia:** Se gli input e output di energia non sono bilanciati equamente, inizierai a prendere peso. L'equazione è così:
  - Input e output di energia uguali = nessun cambiamento di peso
  - Più input e meno output di energia = aumento di peso
  - Più output e meno input di energia = diminuzione di peso

  E da dove viene l'energia? Dal cibo e dalle bevande!

- **Un risultato dei tuoi geni:** Sì, l'obesità è una condizione che potrebbe essere ampiamente influenzata dai geni ereditati dai tuoi genitori o antenati. I figli di persone obese sono più inclini a soffrire a loro volta di obesità in futuro rispetto a chi ha genitori magri.
- **Eccesso di cibo spazzatura:** I giorni in cui si cucinava usando ingredienti naturali sono quasi finiti! Ogni tanto ti trovi davanti un prodotto estremamente delizioso ma fatto interamente con sostanze chimiche e artificiali. Questi cibi spazzatura super appetibili mettono a dura prova il tuo corpo.
- **Dipendenza da cibo:** È legata a quei cibi spazzatura super appetibili. Alcune persone ne diventano spesso dipendenti, dato che sono deliziosi ed economici. È un fatto certificato, nonché una questione medica molto complessa da gestire e, da un punto di vista biologico, è molto difficile da superare.
- **Mancanza di sonno:** Potrebbe essere sorprendente per i nostri lettori notturni. Ma, in realtà, è una cosa a cui pensare. Degli studi recenti eseguiti all'Università di Warwick hanno dimostrato che chi dorme di meno è più incline a soffrire di obesità nel futuro.
- **Farmaci:** La mancanza di sonno in combinazione con uno stile di vita attivo spinge spesso le persone a usare diversi farmaci

come gli antidepressivi e gli antipsicotici. Questi farmaci hanno la tendenza a modificare il meccanismo di funzionamento del cervello, costringendolo a conservare più grasso invece di bruciarlo.

- **Età:** È un processo naturale della vita. Invecchiando, i muscoli del tuo corpo tendono a cedere. Se non ti mantieni in salute e segui uno stile di vita attivo, è inevitabile ingrassare. Per le donne, tuttavia, bisogna tenere a mente che dopo la menopausa (e la gravidanza), di solito prendono intorno ai 2kg. Se non vengono persi, potrebbero portare all'obesità.

Questi sono alcuni dei problemi più importanti che dovresti tenere a mente.

Prepararti per il Viaggio che ti Attende

I due passi seguenti dovrebbero aiutarti a capire meglio quali siano i tuoi problemi e a entrare in uno stato mentale che ti ispiri nei giorni a venire, per creare una base mentale solida per affrontare il viaggio.

Controllare il tuo subconscio: La mente umana è una cosa molto misteriosa e, persino ai giorni nostri, bisogna ancora scoprire gran parte dello schema di funzionamento del cervello. Ma ciò non significa nemmeno che la nostra comprensione della mente sia debole.

In generale, la mente ha due forme di coscienza diverse: il subconscio e il superconscio. Il superconscio è ciò che viviamo spontaneamente, mentre il subconscio è lo strato di energia nascosto al di sotto.

Per chi soffre di obesità, questo strato interiore di solito tende a proiettare energia molto negativa che controbilancia qualsiasi pensiero positivo.

Come primo passo, è essenziale tenere sotto controllo l'energia negativa del subconscio. Bisognerebbe avere una mentalità che non vada alla ricerca dei motivi per cui *non* fare qualcosa, e concentrarsi invece su come la determinazione nell'eseguire un certo compito potrà aiutarti. Nel nostro caso, si tratta ovviamente di seguire una dieta.

Accettare che hai un problema: Una volta che hai trasformato la tua mente, che ora è pronta per affrontare qualsiasi impresa, la cosa successiva da fare è accettare di avere un problema.

Che tu ci creda o meno, la negazione dell'obesità esiste! E può funzionare come un catalizzatore in questo caso. Circa il 70% degli americani nega di essere obeso e non fa niente a riguardo! È una situazione che deve cambiare.

Ottimi Consigli per Evitare di Essere Sovrappeso

A parte le tecniche di cui abbiamo parlato poco fa, ci sono dei consigli molto semplici da seguire che ti aiuteranno molto a non ingrassare troppo.

- Assicurati sempre di bere molta acqua
- Includi sempre le verdure nella tua dieta
- Cerca di eliminare i cibi ipercalorici
- Tieniti impegnato per non farti tentare dal cibo
- Non mangiare fra i pasti
- Non saltare i pasti

Per accelerare ulteriormente la perdita di peso, ci sono alcune diete che potrebbero interessarti.

Questo libro si concentrerà sul mangiare pulito o "clean eating", ma ci sono molte altre diete molto efficaci ed efficienti.

Ottimi Consigli per il Digiuno

Ora parliamo di alcuni ottimi consigli che ti aiuteranno molto durante il digiuno.

- Prima di iniziare il periodo di digiuno, assicurati di bere quanta più acqua possibile, perché ti aiuterà a rimanere idratato.

- Tieniti impegnato, così non penserai al cibo. Prova a digiunare durante una giornata impegnativa. Potresti essere troppo occupato per ricordarti di avere fame.

- Puoi bere del caffè senza calorie: ti aiuterà a tenere sotto controllo la fame. Il tè nero e i brodi fatti in casa sono altre buone opzioni.

- La fame arriva a ondate, non è costante. Quando ti colpisce, bevi lentamente un bicchiere d'acqua o una tazza di caffè. Dopo aver finito, la maggior parte delle volte la fame sarà passata.

- La maggior parte delle persone proverà a scoraggiarti solo perché non capisce i benefici del digiuno. Un gruppo di supporto ristretto di persone che stanno facendo un digiuno potrebbe esserti d'aiuto, ma dirlo a tutti quelli che conosci non è una buona idea.

- Il digiuno è un processo lento e costante, quindi assicurati di darti abbastanza tempo prima di aspettarti dei risultati. Non ti scoraggiare.

- Durante le ore in cui non digiuni, assicurati di scegliere dei pasti nutrienti e, se possibile, attieniti a delle diete a basso contenuto di zuccheri e carboidrati raffinati, e ad alto contenuto di grassi salutari.

- Questo è il consiglio più importante che posso darti, e ha l'impatto maggiore sulla tua capacità di attenerti al programma di digiuno. Non cambiare la tua vita perché si adatti al digiuno; cambia il digiuno perché si adatti alla tua vita. Non limitarti a livello sociale perché stai digiunando. Ci saranno delle volte in cui sarà impossibile digiunare, come in vacanza, durante le feste o ai matrimoni. Non costringerti a digiunare in questi casi. Sono occasioni per rilassarti e divertirti. Puoi semplicemente allungare il digiuno successivo per compensare, o riprendere il tuo programma di digiuno normale. Adatta il tuo programma di digiuno in modo coerente con il tuo stile di vita.

- Dopo il digiuno, cerca di evitare di mangiare troppo, perché non ti aiuterà per niente. Mangia normalmente e fai finta di non avere mai digiunato.

Capitolo 3
Disintossicare il Tuo Corpo

Potresti vedere questo capitolo come un bonus, ma i suoi contenuti ti aiuteranno comunque molto.

Il concetto chiave che voglio chiarire in questa sezione è che, prima di iniziare il digiuno intermittente e perdere peso, puoi seguire una serie di passi per poter aumentare le possibilità di dimagrire.

Il mercato alimentare di oggi è stato rovinato da prodotti contenenti sostanze chimiche nocive e tossine pericolose.

Purificare o preparare il tuo corpo è il primo passo per disintossicare il tuo flusso sanguigno per poter avere un meccanismo interiore molto più salutare. Ti aiuterà a rafforzare il sistema immunitario e ad abbellirti, fino a un certo punto.

Iniziamo parlando di alcuni dei cibi che dovresti evitare. Ripulire è il primo passo per dimagrire!

Quindi, cosa significa esattamente "disintossicare"?

Cosa è una Dieta Detox?

In linea generale, la disintossicazione è un processo eseguito regolarmente dal tuo corpo per tenerlo libero da sostanze nocive chiamate "tossine".

Queste tossine sono generalmente divise in due categorie:

- **Endotossine:** Sono le molecole che si creano all'interno del corpo come risultato del suo metabolismo.
- **Esotossine:** Sono molecole introdotte nel corpo dall'esterno, tramite l'alimentazione, la respirazione, il bere o l'assorbimento da parte della pelle.

Esempi di endotossine includono acido lattico, urea e prodotti di scarto microbici. Esempi di esotossine sono pesticidi, inquinanti, tabacco, mercurio nel pesce, fumi di scarico delle macchine, inquinamento dell'aria, ecc.

Dato che tutte queste tossine hanno la capacità di alterare molto le normali condizioni di funzionamento del corpo e di danneggiare potenzialmente la salute, il corpo tende a eliminarle regolarmente in vari modi, come defecazione, urinazione, respirazione e sudorazione.

La disintossicazione funziona in maniera diversa per ciascuno di noi.

Ciò è dovuto al fatto che il processo di disintossicazione dipende ampiamente da dieta, stile di vita e fattori genetici, fra le altre cose.

Si può dire che tutti questi fattori varino molto da una persona all'altra, il che alla fine influenza l'efficacia del processo di disintossicazione.

Tuttavia, è importante sapere che in alcuni casi i livelli di tossine possono aumentare a tal punto che il corpo non riesce a liberarsene. Queste situazioni hanno ripercussioni diverse sulla salute.

- Potresti avere la vista annebbiata
- Potresti avere delle perdite di memoria
- Potresti avere disturbi del SNC
- Potresti prendere peso
- Potresti avere infiammazioni del viso
- Potrebbe aumentare il rischio di cancro al colon.

La disintossicazione aiuta molto a prevenire queste cose.

I programmi detox chiedono spesso di non consumare cibi processati o tipi specifici di alimenti, come latticini, uova, glutine, carne rossa o frutta secca.

Cibo Spazzatura

Il cibo spazzatura è estremamente ipercalorico, ricco di grassi o zuccheri, e ha pochi valori nutrizionali. Cibi ad alto contenuto di proteine, come la carne, ma che sono preparati con grassi saturi possono a loro volta essere definiti cibo spazzatura. Si crede che non siano salutari e che possano portare minacce a lungo termine per la salute. Questi cibi includono:

- Zucchero/cibi raffinati come le merendine
- Prodotti con grassi e olio idrogenato come biscotti, patatine, barrette di cioccolato
- Cibi contenenti una quantità eccessiva di sale, come i pretzel o molte verdure in scatola
- Fastfood, come hamburger e pollo fritto
- Spuntini, inclusi hot dog, patatine fritte, popcorn, pancake
- Bibite gassate, come Pepsi o Coca Cola

Non ti stiamo dicendo di eliminare queste cose completamente dalla tua vita, ma di mantenere un equilibrio e ridurne il consumo.

Cibi Fermentati

Il caso dei cibi fermentati è particolare. Di questi tempi, ci sono molte persone che acclamando i benefici dei cibi fermentati.

Queste affermazioni sono basate sul fatto che i prodotti fermentati sono stati in grado di mantenere in vita e in salute i nostri antenati, della cui dieta facevano parte.

Ma bisogna ricordare che, al contrario di noi, i nostri antenati non erano esposti agli elementi chimici inquinanti e alle tossine nocive. Ogni volta che consumavano del cibo fermentato, stavano solo soddisfacendo i requisiti naturali del loro corpo, il che li manteneva in salute. Il fatto che il nostro corpo ora si sia abituato alla frutta e verdura artificiali è il motivo per cui non è più in grado di sopportare la natura nella sua forma originale.

C'è un limite entro cui il corpo è in grado di sopportare i prodotti naturali e, dopo averlo superato, iniziano a verificarsi gli effetti negativi. Nella maggior dei casi, un eccesso di cibi fermentati porta a gonfiore, accumulo di batteri e, ovviamente, di gas.

I cibi fermentati includono:

- Pane lievitato
- Aceto
- Funghi e tartufi
- Frutta secca e semi
- Meloni
- Birra/vino
- Soia fermentata
- Formaggio stagionato

Un Gruppo di Cibi che Causano Infiammazione

La parola "infiammazione" di solito è vista come un "dolore delle giunture". Tuttavia, è una questione un po' diversa quando si tratta di cibo. Gli alimenti che causano infiammazione sono sostanzialmente i prodotti che hanno la tendenza ad attivare dei geni specifici di alcune malattie che possono trasformarsi in qualcosa di grave, come il diabete di tipo 2 e l'obesità. Includono:

- Allergeni alimentari
- Carne rossa
- Latticini
- Tuorli
- Alga Nori
- Tilapia
- Pescegatto
- Anatra
- Ricciola
- Zuccheri e amidi processati

Come Disintossicarsi?

Detto ciò, tenerti solo alla lontana da quei cibi dannosi non ti disintossicherà completamente! I seguenti passi ti aiuteranno molto a disintossicare il tuo corpo.

- **Diminuisci l'apporto di zuccheri in eccesso:** È una cosa molto importante e dovresti iniziare il tuo viaggio con questo passo. Può essere vista come una disintossicazione stagionale che ti aiuterà a migliorare la tua salute in generale e il metabolismo.
- **Bevi molta acqua:** L'acqua è l'essenza della vita. Dovresti sempre assicurarti di iniziare la giornata bevendo tanta acqua. In realtà, iniziare la giornata con un bel bicchiere d'acqua e una goccia di limone aiuta a reidratarti.
- **Non rimanere fermo:** Anche se potrebbe essere difficile per alcuni, considerando la quantità di tempo libero che hanno. Ma è altamente consigliato preparare un programma di attività fisica quotidiana. Non solo aiuta a farti dimagrire, ma migliora anche la circolazione del sangue e il sistema linfatico. Si dice anche che aiuti a migliorare la digestione, lubrificare le giunture e aumentare la forza generale del corpo.
- **Scegli il tè:** Soprattutto quello verde. È una soluzione erboristica fantastica per disintossicare il corpo e teneri idratato.
- **Prova a comprare cibo organico:** Prova a mangiare molta frutta e verdura di vari colori. Sono pieni di macronutrienti di cui il tuo corpo avrà bisogno, e ti porterà molti vantaggi a lungo andare.
- **Cerca di evitare l'inquinamento ambientale:** Più facile a dirsi che a farsi, dato il livello di inquinamento e allergeni che ci circonda. Tuttavia, si consiglia caldamente di ripulire senza il dotto nasale con uno spray, che ti aiuterà molto a eliminare gli effetti negativi degli inquinanti dell'aria e a respirare normalmente.
- **Fai una sauna una volta ogni tanto:** Sudare il più possibile è un ottimo modo per disintossicare il corpo. E cosa c'è di meglio che farlo mentre mediti in una sauna?! Ogni tanto dovresti

prenderti del tempo per te stesso e fare una sauna. Sarai una persona nuova dopo.

- **Fai uno scrub:** I ragni cambiano pelle quando possibile per ringiovanirsi. Gli umani possono fare la stessa cosa, anche se in modo meno spaventoso! Dovresti sempre prenderti un po' di tempo per fare uno scrub alla pelle e dei massaggi con gli oli per esfoliare le tossine.

Seguendo questi passi, potrai aumentare molto l'efficacia del programma.

Capitolo 4:
L'Infiammazione e il Digiuno

Ho già accennato al fatto che l'infiammazione sia un argomento molto vasto, ed è una cosa molto importante che il digiuno ti aiuti a controllarla.

Cosa è l'Infiammazione?

Strettamente parlando, l'infiammazione è il processo tramite cui i globuli bianchi e le sostanze che li accompagnano provano a proteggere il corpo da qualsiasi tipo di infezione dovuta alla contaminazione di agenti esterni, come un virus o i batteri.

Sembra una cosa buona, no?

Tuttavia, con certe malattie come l'artrite, il meccanismo di difesa sembra non funzionare bene, e il sistema immunitario tende ad attivare la risposta infiammatoria anche quando non ci sono invasori esterni nel corpo.

Le malattie che attivano questo processo sono definite "autoimmuni" e, invece di proteggere il corpo, il sistema immunitario inizia a farsi del male da solo e a danneggiare i tessuti.

Cosa Causa l'Infiammazione?

Quando si pensa a cosa provochi l'infiammazione entrano in gioco diversi fattori. Gran parte dei motivi sono direttamente legati a delle cattive scelte nello stile di vita, ma anche l'invecchiamento ha un ruolo importante.

Le cause conosciute includono:

Dieta

Se facciamo un confronto fra diverse persone, possiamo notare come la maggior parte delle cause dell'infiammazione sono legate alla dieta, perciò è la prima di cui dobbiamo parlare.

Le sostanze nocive come i grassi e i carboidrati raffinati e i prodotti animali tendono a fare molti danni sul lungo andare.

Bisogna sottolineare, però, che i carboidrati non contribuiscono direttamente all'infiammazione; i cibi raffinati con alte concentrazioni di grassi sono naturalmente ricchi di sostanze che provocano infiammazione e hanno effetti negativi sull'intestino.

I tipi di grassi consumati giocano a loro volta un ruolo importante. Anni fa, quando tutto era semplice, le persone seguivano una dieta ben bilanciata di grassi Omega-3 e Omega-6. Tuttavia, le diete moderne hanno un'alta concentrazione di Omega-6 rispetto agli Omega-3, che aumenta la possibilità di soffrire di infiammazione del 10-20%!

È molto importante che il corpo abbia un buon apporto di grassi Omega-3 perché, assieme agli Omega-6, competono per gli stessi enzimi COX, necessari per la costruzione di molecole più grandi di grasso.

L'enzima COX-2, in particolare, è essenziale per la creazione delle prostaglandine infiammatorie.

Troppi acidi grassi Omega-6 fanno sì che sia questo enzima a dominare, e il corpo non riuscirà più a usarlo insieme ai grassi Omega-3 per ridurre l'infiammazione.

Di questi tempi i grassi sono anche modificati chimicamente, il che fa la sua parte nell'infiammazione. Sono fatti per essere più economici e risultano in prodotti altamente infiammatori.

Invecchiamento

Il processo naturale dell'invecchiamento contribuisce all'infiammazione. Progredendo con l'età, meno delle nostre cellule si rigenerano e la maggior parte iniziano a morire, lasciandosi alle spalle dei materiali di scarto che possono provocare infiammazioni.

Obesità e Inattività

Un'inattività eccessiva può portare all'obesità, e spesso lo fa, che è a sua volta una delle cause principali dell'infiammazione.

I tessuti adiposi, cioè lo strato di grasso che si trova proprio al di sotto della pelle, non hanno solo la funzione di tenerci al caldo.

È uno strato metabolicamente attivo che fa sì che il corpo cambi la sua chimica, ed è influenzato anche dagli altri apparati del corpo.

Lo strato di grasso contiene molti globuli bianchi e una quantità considerevole di grassi (ovviamente), e il numero delle due cose è direttamente proporzionale: più grassi ci sono, più sono i globuli bianchi.

Queste cellule tendono a rilasciare spesso delle sostanze infiammatorie che contribuiscono gradualmente al verificarsi degli effetti infiammatori.

Mancanza di Sonno

I ricercatori hanno dimostrato che la carenza di sonno è legata direttamente alla formazione di alcuni globuli bianchi che combattono le infiammazioni, come i linfociti T. La mancanza di sonno farà diminuire il numero di linfociti T e, così, aumenterà il numero di citochine che promuovono l'infiammazione.

Stress

Il cortisolo è un ormone prodotto dalle ghiandole adrenali usato per gestire la risposta allo stress del corpo.

Aiuta a stimolare gli scoppi di energia e sopprime l'azione delle sostanze pro-infiammazione.

Aiuta anche a ridurre lo stress combattendo gli effetti degli eicosanoidi infiammatori. Tuttavia, se sei troppo stressato le quantità di cortisolo potrebbero aumentare di molto, e ciò farà sì che il tuo sistema immunitario perda la sensibilità a questo ormone e causi un'infiammazione.

Esposizione al Sole

Potrebbe essere un po' sorprendente, ma l'esposizione eccessiva al sole può spesso portare a un'infiammazione.

Un'ustione o un'esposizione prolungata al sole promuove la formazione di radicali liberi sotto la superficie della pelle. I radicali liberi sono molecole instabili che tendono a distruggere le cellule che combattono le ferite e ridurre il numero di globuli bianchi nel corpo.

Come probabilmente avrai capito, ciò diminuisce la forza del sistema immunitario e porta alle infiammazioni.

Fumo

L'esposizione a varie tossine, come il fumo di sigaretta, gioca un ruolo molto importante nelle infiammazioni. Che sia diretto o passivo, il fumo di tabacco riduce molto la capacità del corpo di combattere le malattie sopprimendo la produzione di globuli bianchi.

Perciò, è meglio evitare il più possibile di fumare.

La Scienza dell'Infiammazione

Ora che hai un'idea di quanto l'infiammazione sia un problema grave, diamo un'occhiata a come funziona e a cosa succede al tuo corpo quando ne soffre.

Torniamo di nuovo all'inizio: quando il tuo corpo deve rispondere a una ferita, tende a mobilitare un esercito di cellule specializzate per respingere l'organismo e le tossine invadenti.

Queste cellule aprono la strada alle cellule combattenti perché attacchino e circondino completamente il nemico.

Dopodiché, un altro gruppo di cellule dà un segnale al corpo per fargli sapere che quelle combattenti hanno fatto il loro dovere e il corpo può fermare la produzione di cellule preparatorie e combattenti.

Si verifica così una sorta di pulizia che elimina le cellule combattenti rimaste sul campo di battaglia e ripara i danni causati.

In parole povere, questa risposta è composta da due passi:

- Pro-Infiammatorio
- Anti-Infiammatorio

Ogni cellula coinvolta della fase "pro" agisce sul lavoro delle cellule precedenti e aiuta a rafforzare la reazione immunitaria per un attacco imminente.

Durante questo periodo, i sintomi più comuni sono rossore, gonfiore e prurito.

L'anti-infiammatori è il contrario del pro-infiammatorio, e agisce per ridurre gli effetti dell'infiammazione.

Diverse sostanze usate per bloccare l'infiammazione sono composte di acidi grassi, che il corpo non è in grado di produrre da solo.

Questi acidi devono essere ottenuti tramite gli integratori o i cibi.

Due dei principali sono gli Omega-3 e gli Omega-6.

Gli Omega-6 aumentano l'infiammazione, mentre gli Omega-3 la riducono.

Quella che ho scritto è una versione molto semplificata del meccanismo, che in realtà è molto più complesso di così.

Ci sono varie sostanze che giocano un ruolo importante nell'infrastruttura che permette al corpo di controllare il suo meccanismo infiammatorio.

Alcune delle più importanti sono:

- **Istamina:** I globuli bianchi vicino a una ferita rilasciano una sostanza nota come istamina. Aumentano la permeabilità dei vasi sanguigni attorno alla ferita e segnalano alle cellule combattenti e alle sostanze che devono regolare la risposta immune e recarsi dove c'è la ferita. L'istamina provoca anche rossore e gonfiore attorno alla zona interessata e può fare colare il naso, causare uno sfogo, far prudere gli occhi, ecc.

- **Citochine:** Sono proteine attivate dagli eicosanoidi pro-infiammatori per segnalare alle cellule combattenti di radunarsi dove c'è la ferita. Sono responsabili dello spostamento di energia nel corpo per catalizzare il processo di guarigione. Il rilascio di questa sostanza provoca stanchezza e una diminuzione di appetito.

- **Proteina C-Reattiva:** Le citochine, insieme ad altri eicosainoidi pro-infiammatori, sono coinvolte nell'attivazione di una sostanza conosciuta come Proteina C-Reattiva. Questo particolare composto organico prodotto dal fegato risponde ai messaggi mandati dai globuli bianchi. Le proteine C-Reattive vanno nell'area della ferita e agiscono come una sorta di unità di sorveglianza che aiuta a identificare i corpi estranei.

- **Leucociti:** Diversi tipi di leucociti (conosciuti anche come globuli bianchi) sono essenziali nel processo di neutralizzazione delle sostanze estranee. I neutrofili, per esempio, sono piccoli e agili e riescono ad arrivare per primi sulla scena del crimine per ingerire i microbi piccoli. Tuttavia, delle sostanze più grandi come i macrofagi sono necessarie per attaccare un numero maggiore di microbi.

Ce ne sono altre, ma il succo è questo. Quando il tuo corpo inizia a soffrire per via dell'attacco incontrollato di un'infiammazione, l'azione di queste sostanze e altre simili tende ad andare fuori controllo, il che provoca delle situazioni di grande disagio.

Gli Effetti Collaterali Dannosi dell'Infiammazione

Un'infiammazione incontrollata porta a delle malattie definite autoimmuni. Ne esistono diverse, ma alcune delle più importanti sono:

- **Diabete di tipo 1:** Il diabete di tipo 1 fa sì che il sistema immunitario attacchi e distrugga le cellule che producono insulina nel pancreas, il che sconvolgerà completamente la regolazione dei livelli di glicemia.

- **Artrite reumatoide:** fa sì che il sistema immunitario attacchi le giunture, il che provoca disagio e dolore.

- **Artrite psoriasica:** Fa moltiplicare rapidamente le cellule della pelle, il che risulta in zone rosse e squamose chiamate placche.

- **Sclerosi multipla:** La SM danneggia il rivestimento protettivo delle cellule nervose (la guaina mielinica) e colpisce la trasmissione dei messaggi neurali tra il cervello e il corpo. Ciò porta spesso a debolezza, problemi di equilibrio, ecc.

- **Sindrome dell'intestino irritabile:** È una malattia che provoca irritazione nel rivestimento dell'intestino.

- **Malattia di Graves:** Attacca la ghiandola tiroidea nel collo e le fa produrre troppi ormoni, provocando un grave squilibrio.

- **Cancro:** I tumori cancerogeni secernono delle sostanze che attirano le citochine e i radicali liberi, che provocano un'ulteriore infiammazione e aiutano i tumori a sopravvivere. Perciò, se soffri già di anti-infiammazione, peggiorerà ulteriormente il cancro e lo aiuterà a crescere e diffondersi.

- **Alzheimer:** Il cervello non ha ricettori di dolore, ma non significa che non possa subire gli effetti dell'infiammazione. I ricercatori hanno scoperto che chi ha alti livelli di acidi grassi Omega-6 ha maggiori probabilità di soffrire di Alzheimer che, in parole povere, è una malattia che colpisce la memoria e ti fa dimenticare le cose.

Diversi Sintomi dell'Infiammazione

Anche se l'infiammazione provoca diversi tipi di malattie, i primi sintomi sono molto simili fra loro. Includono:

- Stanchezza
- Dolori muscolari
- Febbre bassa
- Rossore e gonfiore
- Intorpidimento di mani e piedi
- Perdita di capelli
- Sfoghi cutanei

Questi sintomi sono spesso accompagnati da quelli specifici di ciascuna malattia di cui il paziente potrebbe soffrire. Per esempio, se soffri di diabete di tipo 1, a parte i problemi sopra menzionati potresti anche avere molta sete, perdere peso, ecc.

Come puoi vedere, l'infiammazione è un problema piuttosto serio e dovrebbe essere trattata come tale.

E se dovessi notare dei sintomi di infiammazione, il digiuno potrà aiutarti molto a gestirli.

Ora che abbiamo finito con le basi, diamo un'occhiata alle ricette!

Capitolo 5:
Ricette per la Colazione

Uova nel Buco

Porzioni: 2

Tempo di Preparazione: 10 minuti

Tempo di Cottura: 10 minuti

Ingredienti

- 2 fette e ½ di pane integrale
- Olio di oliva spray
- Pepe nero macinato fresco
- Salsa piccante a piacere
- Sale a piacere
- 70gr di polpa di avocado schiacciata
- 2 uova grandi

Preparazione

1. Fai un buco al centro delle fette di pane usando una formina per biscotti.
2. Condisci la polpa di avocado con sale e pepe.
3. Scalda una padella con l'olio a fuoco medio-basso.
4. Metti le fette di pane nella padella.
5. Rompi l'uovo nel buco del pane, cuoci finché l'uovo è fermo, condisci con altro sale e pepe.
6. Gira e cuoci l'altro lato.
7. Una volta che è pronto, metti in un piatto.
8. Aggiungi la polpa di avocado, la salsa piccante e delle briciole di pane (ricavate dai pezzi tagliati) sopra l'uovo.
9. Buon appetito!

Valori Nutrizionali (Per Porzione)

- Calorie: 229
- Grassi: 23gr
- Carboidrati: 10gr
- Proteine: 12gr

Uova Strapazzate con Pomodoro

Porzioni: 2

Tempo di Preparazione: 10 minuti

Tempo di Cottura: 5 minuti

Ingredienti

- 8 uova intere
- ½ tazza di basilico fresco tritato
- 2 cucchiai di olio di oliva
- ½ cucchiaino di fiocchi di peperoncino tritati
- 1 tazza di pomodori ciliegino a fette
- Sale e pepe a piacere

Preparazione

1. Sbatti le uova in una ciotola con sale, pepe, fiocchi di peperoncino; mescola bene.

2. Aggiungi pomodori e basilico, mescola.

3. Scalda una padella a fuoco medio-alto.

4. Aggiungi il composto di uova e cuoci per 5 minuti, strapazzandolo.

5. Buon appetito!

Valori Nutrizionali (Per Porzione)

- Calorie: 130
- Grassi: 10gr
- Carboidrati: 8gr
- Proteine: 1.8gr

Pancake Ricchi

Porzioni: 4

Tempo di Preparazione: 10 minuti

Tempo di Cottura: 5 minuti

Ingredienti

- 1 cucchiaino di sale
- ½ tazza di latte scremato
- 1 tazza di farina per tutti gli usi
- 1 cucchiaino di vaniglia
- 4 uova sbattute
- 1 cucchiaino di bicarbonato di sodio
- 2 tazze di yogurt greco magro

Preparazione

1. Metti lo yogurt greco in una ciotola e mescola gli ingredienti secchi in un'altra.

2. Mescola il composto nello yogurt e assicurati che sia omogeneo.

3. Mescola bene uova, latte, vaniglia.

4. Mescola il composto nell'impasto allo yogurt e aggiungi la farina per addensarlo.

5. Scalda una padella a fuoco medio, aggiungi l'impasto dei pancake e cuoci finché non fa le bollicine.

6. Gira e cuoci dall'altro lato.

7. Ripeti con l'impasto rimanente e buon appetito!

Valori Nutrizionali (Per Porzione)

- Calorie: 212
- Grassi: 2gr
- Carboidrati: 28gr
- Proteine: 2gr

Fiocchi d'Avena all'Ananas

Porzioni: 5

Tempo di Preparazione: 10 minuti

Tempo di Cottura: 4-8 ore

Ingredienti

- 1 tazza di fiocchi d'avena
- 4 tazze di latte di mandorle senza zucchero
- 2 ananas medi a fette
- 1 cucchiaino di olio di cocco
- 1 cucchiaino di cannella
- ¼ di cucchiaino di noce moscata
- 2 cucchiai di sciroppo d'acero
- Una spruzzata di succo di limone

Preparazione

1. Metti gli ingredienti in una pentola e mescola bene.
2. Cuoci a fiamma molto bassa per 8 ore/ a fiamma alta per 4 ore.
3. Mescola delicatamente.
4. Aggiungi le guarnizioni che vuoi.
5. Servi e buon appetito!
6. Conserva in frigorifero, assicurati di aggiungere un po' di latte di mandorla dopo averli scaldati per aggiungere sapore.

Valori Nutrizionali (Per Porzione)

- Calorie: 180
- Grassi: 5gr
- Carboidrati: 31gr
- Proteine: 5gr

Deliziosi Fiocchi d'Avena alla Zucca

Porzioni: 2

Tempo di Preparazione: 10 minuti

Tempo di Cottura: 10 minuti

Ingredienti

- ½ tazza di zucca in scatola
- Banana schiacciata q.b.
- ¾ di tazza di latte di mandorla senza zucchero
- ½ cucchiaino di spezie per torta di zucca
- 1 tazza di fiocchi d'avena
- 2 cucchiaini di sciroppo d'acero

Preparazione

1. Schiaccia la banana con una forchetta e mescola bene con gli altri ingredienti (tranne i fiocchi d'avena).
2. Aggiungi i fiocchi d'avena e mescola bene.
3. Metti in una pentola e fai cuocere finché i fiocchi d'avena non hanno assorbito i liquidi e sono morbidi.
4. Servi e buon appetito!

Valori Nutrizionali (Per Porzione)

- Calorie: 264
- Grassi: 4gr
- Carboidrati: 52gr
- Proteine: 7gr

Muffin all'Uovo

Porzioni: 6

Tempo di Preparazione: 10 minuti

Tempo di Cottura: 30 minuti

Ingredienti

- ½ cucchiaino di salvia
- ½ cucchiaino di pepe
- ¼ di cucchiaino di fiocchi di peperoncino
- 230gr di tacchino macinato
- 1 peperone a dadini
- 12 uova intere
- ¼ di cucchiaino di sale
- ¼ di cucchiaino di maggiorana

Preparazione

1. Preriscalda il forno a 180 °C.

2. Ungi una teglia per cupcake con uno spray antiaderente.

3. Scalda una padella a fuoco medio, aggiungi il tacchino e cuocilo.

4. Sbatti le uova coi condimenti, aggiungi il peperone e il tacchino cotto.

5. Dividi il composto di uova fra gli stampini per muffin e cuoci per 30 minuti

6. Una volta che sono pronti, buon appetito!

Valori Nutrizionali (Per Porzione)

- Calorie: 172
- Grassi: 10gr
- Carboidrati: 2gr
- Proteine: 16gr

Capitolo 6:
Ricette a Base di Manzo e Maiale

Polpette Piccanti

Porzioni: 4

Tempo di Preparazione: 10 minuti

Tempo di Cottura: 25 minuti + 2-4 ore

Ingredienti

- 2 uova intere
- 900 gr di manzo organico macinato
- 4-5 cucchiai di marmellata di uva
- 1/2 cucchiaino di pepe macinato
- ½ cucchiaino di paprika
- ¼ di cucchiaino di chili in polvere
- 1 cucchiaino di sale all'aglio macinato
- ¼ di tazza di farina di tapioca

Preparazione

1. Preriscalda il forno a 180 °C.

2. Aggiungi manzo, pepe, uova, sale all'aglio e farina di tapioca in una ciotola.

3. Mescola bene e fai delle polpette.

4. Metti su una teglia.

5. Cuoci per 25 minuti.

6. Metti in una pentola e aggiungi chili, paprika, marmellata.

7. Cuoci a fiamma molto bassa per 2-4 ore (usa una pentola di terracotta se possibile).

8. Buon appetito!

<u>**Valori Nutrizionali (Per Porzione)**</u>

- Calorie: 288
- Grassi: 4.6gr
- Carboidrati: 34gr
- Proteine: 2gr

Manzo alla Mongola

Porzioni: 4

Tempo di Preparazione: 10 minuti

Tempo di Cottura: 20 minuti

Ingredienti

- 2 cucchiaini di pasta di chili all'aglio asiatica
- 2 cucchiaini di olio vegetale
- 1 cucchiaio di aceto di riso
- 450gr di controfiletto di manzo magro, tagliato a dadini
- 16 cipollotti affettati
- 1 cucchiaino di zenzero tritato
- 2 cucchiai di salsa di soia
- 1 spicchio d'aglio tritato
- 1 cucchiaino di amido di mais
- 1 cucchiaio di salsa hoisin

Preparazione

1. In una ciotola, mescola salsa di soia, amido di mais, salsa hoisin, aceto di riso e pasta di chili.
2. Aggiungi zenzero, aglio e manzo in una padella riscaldata e salta per 3 minuti, finché il manzo è dorato.
3. Aggiungi la salsa, i cipollotti e cuoci per alcuni minuti.
4. Buon appetito!

Valori Nutrizionali (Per Porzione)

- Calorie: 231
- Grassi: 7gr
- Carboidrati: 10gr
- Proteine: 27gr

Lonza di Maiale all'Occidentale

Porzioni: 4

Tempo di Preparazione: 10 minuti

Tempo di Cottura: 15 minuti

Ingredienti

- Spray da cucina q.b.
- 115gr di lonza di maiale senza ossa e grasso
- 1/3 di tazza di salsa di pomodoro
- 2 cucchiai di succo di lime fresco
- ¼ di tazza di coriandolo fresco tritato

Preparazione

1. Ungi una padella grande antiaderente con lo spray da cucina.

2. Scalda a fuoco alto.

3. Premi la lonza con il palmo della mano per appiattirla leggermente.

4. Mettila in padella e cuoci per 1 minuto per lato, finché si è scurita.

5. Abbassa il fuoco a medio-basso.

6. Unisci la salsa e il succo di lime.

7. Versa il mix sulla lonza.

8. Cuoci a fiamma lenta senza coperchio per circa 8 minuti, finché la lonza è perfettamente cotta.

9. Se vuoi, guarnisci con un po' di coriandolo.

10. Servi!

Valori Nutrizionali (Per Porzione)

- Calorie: 184
- Grassi: 4gr
- Carboidrati: 4gr
- Proteine: 0.5gr

Costolette di Maiale con Patate

Porzioni: 4

Tempo di Preparazione: 10 minuti

Tempo di Cottura: 30 minuti

Ingredienti

- 4 costolette di maiale con l'osso
- 2 cucchiai di olio di oliva
- ¼ di tazza di brodo vegetale
- 230gr di patate gialle dello Yukon, sbucciate e affettate
- 1 cipolla grande affettata
- 2 spicchi d'aglio tritati
- 2 cucchiaini di salvia
- 1 cucchiaino di timo macinato
- Sale e pepe q.b.

Preparazione

1. Preriscalda il forno a 180 °C.
2. Scalda una padella grande a fuoco medio.
3. Aggiungi un cucchiaio di olio e fallo scaldare.
4. Aggiungi le costolette di maiale e cuocile per 4-5 minuti per lato.
5. Metti le costolette su una teglia.
6. Versaci sopra il brodo.
7. Aggiungi il resto dell'olio nella padella e salta patate, cipolla e aglio per 3-4 minuti.
8. In una ciotola grande, metti patate, aglio, cipolla, timo, salvia, pepe e sale.
9. Metti tutto sulla teglia col maiale.
10. Cuoci per 20-30 minuti
11. Servi e buon appetito!

<u>**Valori Nutrizionali (Per Porzione)**</u>

- Calorie: 261
- Grassi: 10gr
- Carboidrati: 1.3gr
- Proteine: 2gr

Costolette di Maiale Piccanti

Porzioni: 4

Tempo di Preparazione: 4 ore e 10 minuti

Tempo di Cottura: 15 minuti

Ingredienti

- ¼ di tazza di succo di lime
- 4 costolette di maiale
- 1 cucchiaio di olio di cocco fuso
- 2 spicchi di aglio, sbucciati e tritati
- 1 cucchiaio di chili in polvere
- 1 cucchiaino di cannella macinata
- 2 cucchiaini di cumino
- Sale e pepe a piacere
- ½ cucchiaino di salsa piccante
- Mango a fette

Preparazione

1. In una ciotola, metti succo di limone, olio, aglio, cumino, cannella, chili in polvere, sale, pepe e salsa piccante.
2. Mescola bene.
3. Aggiungi le costolette e mescola.
4. Metti in frigo per 4 ore.
5. Preriscalda la griglia a fuoco medio e metti le costolette.
6. Griglia per 7 minuti, gira e cuoci per altri 7 minuti.
7. Dividi nei piatti e servi con le fette di mango.
8. Buon appetito!

Valori Nutrizionali (Per Porzione)

- Calorie: 200
- Grassi: 8gr
- Carboidrati: 3gr
- Proteine: 26gr

Maiale alla Mediterranea

Porzioni: 4

Tempo di Preparazione: 10 minuti

Tempo di Cottura: 35 minuti

Ingredienti

- 4 costolette di maiale con l'osso
- Sale e pepe a piacere
- 1 cucchiaino di rosmarino essiccato
- 3 spicchi di aglio, sbucciati e tritati

Preparazione

1. Condisci le costolette di maiale con sale e pepe.
2. Metti in una padella.
3. Aggiungi rosmarino e aglio.
4. Preriscalda il forno a 220 °C.
5. Cuoci per 10 minuti.
6. Abbassa la temperatura a 180 °C.
7. Cuoci per altri 25 minuti.
8. Taglia il maiale e dividi nei piatti.
9. Condisci con il succo della padella
10. Servi buon appetito!

Valori Nutrizionali (Per Porzione)

- Calorie: 165
- Grassi: 2gr
- Carboidrati: 2gr
- Proteine: 26gr

Costolette di Agnello alla Paprika

Porzioni: 4

Tempo di Preparazione: 10 minuti

Tempo di Cottura: 15 minuti

Ingredienti

- 2 costolette di agnello tagliate a pezzi
- Sale e pepe a piacere
- 3 cucchiai di paprika
- ¾ di tazza di cumino in polvere
- 1 cucchiaino di chili in polvere

Preparazione

1. Metti paprika, cumino, chili, sale e pepe in una ciotola e mescola.

2. Aggiungi le costolette di agnello e coprile col composto.

3. Scalda la griglia a temperature media e aggiungi le costolette, cuoci per 5 minuti.

4. Gira e cuoci per altri 5 minuti, gira di nuovo.

5. Cuoci per 2 minuti, gira e cuoci per altri 2 minuti.

6. Servi e buon appetito!

Valori Nutrizionali (Per Porzione)

- Calorie: 200
- Grassi: 5gr
- Carboidrati: 4gr
- Proteine: 8gr

Capitolo 7
Ricette a Base di Pollame

Delizioso Involtino al Tacchino

Porzioni: 6

Tempo di Preparazione: 10 minuti

Tempo di Cottura: 10 minuti

Ingredienti

- 540gr di tacchino magro macinato
- 4 cipollotti tritati
- 1 cucchiaio di olio di oliva
- 1 spicchio di aglio tritato
- 2 cucchiaini di pasta di chili
- 230gr di castagna d'acqua a dadini
- 3 cucchiai di salsa hoisin
- 2 cucchiai di amminoacidi di cocco
- 1 cucchiaio di aceto di riso
- 12 foglie di lattuga
- 1/8 di cucchiaino di sale

Preparazione

1. Metti una padella a fuoco medio, aggiungi il tacchino e l'aglio.
2. Scalda per 6 minuti, finché è cotto.
3. Metti il tacchino in una ciotola.
4. Aggiungi i cipollotti e le castagne d'acqua.
5. Aggiungi mescolando salsa hoisin, amminoacidi del cocco, aceto e pasta di chili.
6. Mescola bene e metti tutto nelle foglie di lattuga.
7. Servi e buon appetito!

<u>Valori Nutrizionali (Per Porzione)</u>

- Calorie: 162
- Grassi: 4gr
- Carboidrati: 7gr
- Proteine: 23gr

Involtino con Bacon, Pollo e Aglio

Porzioni: 4

Tempo di Preparazione: 15 minuti

Tempo di Cottura: 10 minuti

Ingredienti

- 1 filetto di pollo tagliato a cubetti
- 8-9 fette sottili di bacon, tagliate delle dimensioni giuste per il pollo
- 6 spicchi di aglio tritati

Preparazione

1. Preriscalda il forno a 200 °C.
2. Metti un foglio di alluminio su una teglia.
3. Metti l'aglio tritato in una ciotola e sfregalo su ciascun pezzo di pollo.
4. Avvolgi il bacon attorno a ogni bocconcino di pollo all'aglio.
5. Chiudi con uno stuzzicadenti
6. Metti i bocconcini sulla teglia, lasciando un po' di spazio fra uno e l'altro.
7. Cuoci per circa 15-20 minuti, finché sono croccanti.
8. Servi e buon appetito!

Valori Nutrizionali (Per Porzione)

- Calorie: 260
- Grassi: 19gr
- Carboidrati: 5gr
- Proteine: 22gr

Pollo Speziato

Porzioni: 4

Tempo di Preparazione: 10 minuti

Tempo di Cottura: 10 minuti

Ingredienti

- ½ cucchiaino di paprika
- 1/8 di cucchiaino di sale
- ¼ di cucchiaino di pepe di cayenne
- ¼ di cucchiaino di cumino macinato
- ¼ di cucchiaino di timo essiccato
- 1/8 di cucchiaino di pepe bianco macinato
- 1/8 di cucchiaino di cipolla in polvere
- 2 petti di pollo senza pelle

Preparazione

1. Preriscalda il forno a 180 °C.
2. Ungi una teglia.
3. Metti una padella di ghisa a fuoco alto.
4. Aggiungi l'olio e fallo scaldare per 5 minuti.
5. In una ciotola piccolo, mescola sale, paprika, cumino, pepe bianco, pepe di cayenna, timo e cipolla in polvere.
6. Ungi il petto di pollo da entrambi i lati e impanalo con il mix di spezie.
7. Mettilo nella padella calda e cuoci 1 minuto per lato.
8. Metti sulla teglia e cuoci per 5 minuti.
9. Servi e buon appetito!

Valori Nutrizionali (Per Porzione)

- Calorie: 136
- Grassi: 3gr
- Carboidrati: 1gr
- Proteine: 24gr

Pollo all'Aglio

Porzioni: 6

Tempo di Preparazione: 5 minuti

Tempo di Cottura: 10 minuti

Ingredienti

- 3 petti di pollo grandi
- 280gr di spinaci surgelati e scongelati
- 85gr di mozzarella parzialmente scremata
- ½tazza di peperoncini arrosto, tagliati a listarelle
- 1 cucchiaino di olio di oliva
- 2 spicchi di aglio tritati
- Sale e pepe q.b.

Preparazione

1. Preriscalda il forno a 200 °C.
2. Tagli i 3 petti di pollo nel senso della lunghezza.
3. Ungi una padella antiaderente con lo spray da cucina.
4. Cuoci per 2-3 minuti per lato.
5. In un'altra padella, cuoci gli spinaci e l'aglio nell'olio per 3 minuti.
6. Metti il pollo in una padella da forno e aggiungi spinaci, peperoncini e mozzarella.
7. Cuoci finché il formaggio è sciolto.
8. Buon appetito!

Valori Nutrizionali (Per Porzione)

- Calorie: 195
- Grassi: 7gr
- Carboidrati: 3gr
- Proteine: 30gr

Petto di Pollo al Prezzemolo

Porzioni: 4

Tempo di Preparazione: 10 minuti

Tempo di Cottura: 40 minuti

Ingredienti

- 1 cucchiaio di prezzemolo essiccato
- 1 cucchiaio di basilico essiccato
- 4 metà di petto di pollo senza pelle
- ½ cucchiaino di sale
- ½ cucchiaino di fiocchi di peperoncini tritati
- 2 pomodori a fette

Preparazione

1. Preriscalda il forno a 180 °C.
2. Prendi una teglia e ungila con lo spray da cucina.
3. Spolvera 1 cucchiaino di prezzemolo, 1 di basilico e disponi su tutta la teglia.
4. Metti il petto di pollo sulla teglia e condisci con pezzetti di aglio.
5. In una ciotola piccola, aggiungi 1 cucchiaino di prezzemolo, 1 cucchiaino di basilico, sale, peperoncini e mescola bene. Versa sopra il pollo.
6. Aggiungi le fette di pomodoro e copri, cuoci per 25 minuti.
7. Togli il coperchio e cuoci per altri 15 minuti.
8. Servi e buon appetito!

Valori Nutrizionali (Per Porzione)

- Calorie: 150
- Grassi: 4gr
- Carboidrati: 4gr
- Proteine: 25gr

Pollo Balsamico

Porzioni: 6

Tempo di Preparazione: 10 minuti

Tempo di Cottura: 25 minuti

Ingredienti

- 6 metà di petto di pollo senza pelle
- 1 cucchiaino di sale all'aglio
- Pepe nero macinato
- 2 cucchiai di olio di oliva
- 1 cipolla affettata finemente
- 400gr di pomodori a dadini
- ½ tazza di aceto balsamico
- 1 cucchiaino di basilico essiccato
- 1 cucchiaino di origano essiccato
- 1 cucchiaino di rosmarino essiccato
- ½ cucchiaino di timo essiccato

Preparazione

1. Condisci bene entrambi i lati dei petti di pollo con pepe e sale all'aglio.

2. Metti una padella a fuoco medio.

3. Aggiungi un po' di olio e cuoci il pollo per 3-4 minuti per lato, finché non è dorato.

4. Aggiungi un po' di cipolla e cuoci per altri 3-4 minuti, finché le cipolle sono dorate.

5. Versa i pomodori a dadini e l'aceto balsamico sul pollo e condisci con rosmarino, basilico, timo e origano.

6. Cuoci a fuoco lento per circa 15 minuti, finché non è più rosa.

7. Prendi un termometro e controlla se la temperatura interna è di 73 °C.

8. Se lo è, è pronto!

Valori Nutrizionali (Per Porzione)

- Calorie: 196
- Grassi: 7gr
- Carboidrati: 7gr
- Proteine: 23gr

Capitolo 8:
Ricette per Spuntini e Aperitivi

Formaggio in Tazza

Porzioni: 1

Tempo di Preparazione: 4 minuti

Tempo di Cottura: 1-2 minuti

Ingredienti

- 60gr di fette di roastbeef
- 1 cucchiaio e ½ di chili verde a dadini
- 40gr di formaggio Monterey Jack a pezzi
- 1 cucchiaio di panna acida

Preparazione

1. Metti il roastbeef in fondo alla tazza, assicurandoti di farlo a pezzi piccoli.

2. Aggiungi mezzo cucchiaio di panna acida, mezzo cucchiaio di chili verde e 15gr di formaggio.

3. Continua a fare gli strati fino a finire tutti gli ingredienti.

4. Metti nel microonde per 2 minuti

5. Servi caldo e buon appetito!

Valori Nutrizionali (Per Porzione)

- Calorie: 268
- Grassi: 16gr
- Carboidrati: 4gr
- Proteine: 22gr

Broccoli al Limone

Porzioni: 4

Tempo di Preparazione: 10 minuti

Tempo di Cottura: 15 minuti

Ingredienti

- 2 teste di broccolo, tagliate a infiorescenze
- 2 cucchiaini di olio extravergine di oliva
- 1 cucchiaino di sale
- ½ cucchiaino di pepe
- 1 spicchio di aglio tritato
- ½ cucchiaino di succo di limone

Preparazione

1. Preriscalda il forno a 200 °C.
2. In una ciotola grande, mescola broccoli, olio extravergine di oliva, pepe, sale e aglio.
3. Disponi su uno strato unico su una teglia.
4. Cuoci in forno per circa 15-20 minuti, finché i broccoli sono abbastanza morbidi da poter essere infilzati con una forchetta.
5. Spremi il succo di limone generosamente sui broccoli prima di servire.
6. Buon appetito!

Valori Nutrizionali (Per Porzione)

- Calorie: 49
- Grassi: 2gr
- Carboidrati: 4gr
- Proteine: 3gr

Funghi Ripieni

Porzioni: 4

Tempo di Preparazione: 10 minuti

Tempo di Cottura: 15 minuti

Ingredienti

- 4 funghi champignon
- 1 tazza di gorgonzola
- 2 cucchiaini di olio extravergine di oliva
- Sale a piacere
- Timo fresco

Preparazione

1. Preriscalda il forno a 180 °C.
2. Togli il gambo dai funghi.
3. Tagliali a pezzetti.
4. In una ciotola, mescola i gambi con timo, sale e gorgonzola.
5. Riempi i funghi con il formaggio preparato.
6. Aggiungi un filo di olio.
7. Metti i funghi su una teglia.
8. Cuoci per 15-20 minuti.
9. Servi caldi e buon appetito!

Valori Nutrizionali (Per Porzione)

- Calorie: 124
- Grassi: 22.4gr
- Carboidrati: 5.4gr
- Proteine: 1.2gr

Grissini all'Aglio

Porzioni: 8 grissini

Tempo di Preparazione: 15 minuti

Tempo di Cottura: 15 minuti

Ingredienti

- ¼ di tazza di burro ammorbidito
- 1 cucchiaino di aglio in polvere
- 2 tazze di farina di mandorle
- ½ cucchiaio di lievito
- 1 cucchiaio di buccia di psyllium in polvere
- ¼ di cucchiaino di sale
- 3 cucchiai di burro fuso
- 1 uovo
- ¼ di tazza di acqua bollente

Preparazione

1. Preriscalda il forno a 200 °C.
2. Metti della carta da forno su una teglia e mettila da parte.
3. Sbatti il burro con l'aglio in polvere e mettilo da parte.
4. Mescola farina di mandorle, lievito, buccia e sale, aggiungi burro e uova, mescola bene.
5. Versa l'acqua bollente nel mix e mescola finché non si forma un bell'impasto.
6. Dividi l'impasto in 8 palline e stendi a formare dei grissini.
7. Metti sulla teglia e cuoci per 15 minuti.
8. Spennella ogni grissino con il burro all'aglio e cuoci per altri 5 minuti.
9. Servi e buon appetito!

Valori Nutrizionali (Per Porzione)

- Calorie: 259
- Grassi: 24gr
- Carboidrati: 5gr
- Proteine: 7gr

Funghi al Camembert

Porzioni: 4

Tempo di Preparazione: 5 minuti

Tempo di Cottura: 13 minuti

Ingredienti

- 2 cucchiai di burro
- 115gr di Camembert a dadini
- 2 cucchiaini di aglio tritato
- 450gr di funghi champignon a metà
- Pepe nero a piacere

Preparazione

1. Metti una padella a fuoco medio-alto.

2. Aggiungi il burro e fallo sciogliere.

3. Una volta sciolto, aggiungi l'aglio e salta finché è trasparente, per circa 3 minuti.

4. Aggiungi i funghi e cuoci per 10 minuti.

5. Condisci con il pepe e il camembert e servi.

6. Buon appetito!

Valori Nutrizionali (Per Porzione)

- Calorie: 161
- Grassi: 13gr
- Carboidrati: 3gr
- Proteine: 9gr

Patatine di Melanzana

Porzioni: 8

Tempo di Preparazione: 10 minuti

Tempo di Cottura: 15 minuti

Ingredienti

- 2 uova
- 2 tazze di farina di mandorle
- 2 cucchiai di olio di cocco spray
- 2 melanzane sbucciate e tagliate a fette sottili
- Sale e pepe

Preparazione

1. Preriscalda il forno a 200 °C.
2. In una ciotola, mescola farina, sale e pepe.
3. In un'altra ciotola, sbatti le uova finché sono spumose.
4. Immergi le melanzane nelle uova.
5. Poi impanale con la farina.
6. Aggiungi un altro strato di uova e farina.
7. Ungi una teglia con l'olio di cocco.
8. Cuoci per circa 15 minuti.
9. Servi e buon appetito!

Valori Nutrizionali (Per Porzione)

- Calorie: 212
- Grassi: 15.8gr
- Carboidrati: 12.1gr
- Proteine: 8.6gr

Patatine di Parmigiano

Porzioni: 8

Tempo di Preparazione: 5 minuti

Tempo di Cottura: 25 minuti

<u>**Ingredienti**</u>

- 1 cucchiaino di burro
- 230gr di parmigiano a scaglie

<u>**Preparazione**</u>

1. Preriscalda il forno a 200 °C.
2. Metti della carta da forno su una teglia e ungila con il burro.
3. Metti il parmigiano in 8 montagnette.
4. Appiattiscile.
5. Cuoci per 5 minuti, finché sono dorate.
6. Falle raffreddare.
7. Servi e buon appetito!

<u>**Valori Nutrizionali (Per Porzione)**</u>

- Calorie: 133
- Grassi: 11gr
- Carboidrati: 1gr
- Proteine: 11gr

Broccoli al Forno

Porzioni: 4

Tempo di Preparazione: 5 minuti

Tempo di Cottura: 20 minuti

Ingredienti

- 4 tazze di infiorescenze di broccoli
- 1 cucchiaio di olio di oliva
- Sale e pepe a piacere

Preparazione

1. Preriscalda il forno a 200 °C.

2. Metti i broccoli in una busta richiudibile insieme all'olio e scuoti finché sono tutti oliati.

3. Aggiungi i condimenti e scuoti di nuovo.

4. Disponi i broccoli su una teglia, cuoci per 20 minuti.

5. Falli raffreddare e servi.

6. Buon appetito!

Valori Nutrizionali (Per Porzione)

- Calorie: 62
- Grassi: 4gr
- Carboidrati: 4gr
- Proteine: 4gr

Capitolo 9:
Ricette a Base di Pesce

Crocchette di Tonno

Porzioni: 4

Tempo di Preparazione: 4 minuti

Tempo di Cottura: 9 minuti

Ingredienti

- 1 scatoletta di tonno, scolato
- 1 uovo grande intero
- 8 cucchiai di parmigiano grattugiato
- 2 cucchiai di farina di semi di lino
- Sale e pepe a piacere
- 1 cucchiaio di cipolla tritata

Preparazione

1. Metti tutti gli ingredienti in un frullatore (tranne la farina) e frulla finché formano un composto croccante.
2. Crea degli hamburger.
3. Immergi entrambi i lati degli hamburger nella farina e friggili nell'olio finché sono Dorati.

Valori Nutrizionali (Per Porzione)

- Calorie: 105
- Grassi: 5gr
- Carboidrati: 2gr
- Proteine: 14gr

Bocconcini di Tonno

Porzioni: 2

Tempo di Preparazione: 10 minuti

Tempo di Cottura: 10 minuti

Ingredienti

- 280gr di tonno in scatola, scolato
- ¼ di tazza di maionese chetogenica
- 1 avocado medio a dadini
- ¼ di tazza di parmigiano
- 1/3 di tazza di farina di mandorle
- ½ cucchiaino di aglio in polvere
- ¼ di cucchiaino di cipolla in polvere
- Sale e pepe q.b.
- ½ tazza di olio di cocco

Preparazione

1. Mescola tutti gli ingredienti in una ciotola, tranne olio di cocco e avocado.
2. Metti l'avocado a cubetti nel mix di tonno.
3. Mescola bene e trasforma il composto in polpettine.
4. Passa le polpette nella farina di mandorle.
5. Metti l'olio di cocco in una padella a fuoco medio.
6. Fai scaldare l'olio.
7. Aggiungi le polpette di tonno e cuocile bene, finché non sono dorate.
8. Servi e buon appetito!

Valori Nutrizionali (Per Porzione)

- Calorie: 134
- Grassi: 11gr
- Carboidrati: 2gr
- Proteine: 7gr

Gamberetti al Forno Semplici con Besciamella

Porzioni: 4

Tempo di Preparazione: 10 minuti

Tempo di Cottura: 5-7 minuti

Ingredienti

- 170-190gr di gamberetti
- 30gr di mozzarella
- 110gr di besciamella
- 1 cucchiaio di burro chiarificato

Preparazione

1. Taglia i gamberetti bolliti e mettili su una teglia.
2. Versaci sopra la salsa.
3. Cuoci per 5-7 minuti.
4. Servi e buon appetito!

Valori Nutrizionali (Per Porzione)

- Calorie: 150
- Grassi: 10gr
- Carboidrati: 2gr
- Proteine: 14gr

Gamberetti Grigliati al Lime

Porzioni: 8

Tempo di Preparazione: 25 minuti

Tempo di Cottura: 5 minuti

Ingredienti

- 450gr di gamberetti medi, sgusciati e senza intestino
- 1 succo di lime
- ½ tazza di olio di oliva
- 3 cucchiai di Cajun

Preparazione

1. Prendi una busta richiudibile e mettici succo di lime, Cajun e olio di oliva.
2. Aggiungi i gamberetti e scuoti bene, falli marinare per 20 minuti.
3. Preriscalda il barbecue a temperatura media.
4. Ungi leggermente la griglia.
5. Togli i gamberetti dalla marinatura e cuoci per 2 minuti per lato.
6. Servi e buon appetito!

Valori Nutrizionali (Per Porzione)

- Calorie: 188
- Grassi: 3gr
- Carboidrati: 1.2gr
- Proteine: 13gr

Calamari da Acquolina in Bocca

Porzioni: 4

Tempo di Preparazione: 10 minuti +1 ora di marinatura

Tempo di Cottura: 8 minuti

Ingredienti

- 2 cucchiai di olio extravergine di oliva
- 1 cucchiaino di chili in polvere
- ½ cucchiaino di cumino macinato
- Scorza di 1 lime
- Succo di 1 lime
- Un pizzico di sale marino
- 680gr di calamaro, pulito e aperto, coi tentacoli tagliati a 1,30cm
- 2 cucchiai di coriandolo tritato
- 2 cucchiai di peperone rosso tritato

Preparazione

1. In una ciotola media, mescola olio di oliva, chili in polvere, cumino, scorza e succo di lime, sale e pepe.

2. Aggiungi il calamaro e falli marinare, mescola per coprirlo; lascialo in frigo per 1 ora.

3. Preriscalda il forno nella modalità grill.

4. Metti il calamaro su una teglia, cuoci per 6 minuti, gira e cuoci finché non è morbido.

5. Guarnisci con il coriandolo e il peperone.

6. Servi e buon appetito!

Valori Nutrizionali (Per Porzione)

- Calorie: 159
- Grassi: 13gr
- Carboidrati: 12gr
- Proteine: 3gr

Salmone Glassato

Porzioni: 4

Tempo di Preparazione: 45 minuti

Tempo di Cottura: 10 minuti

Ingredienti

- 4 filetti di salmone, 140gr l'uno
- 4 cucchiai di amminoacidi di cocco
- 4 cucchiaini di olio di oliva
- 2 cucchiaini di zenzero tritato
- 4 cucchiaini di aglio tritato
- 2 cucchiai di ketchup senza zucchero
- 4 cucchiai di vino bianco secco
- 2 cucchiai di salsa di pesce

Preparazione

1. In una ciotola, mescola amminoacidi di cocco, aglio, zenzero, salsa di pesce.
2. Aggiungi il salmone e fallo marinare per 15-20 minuti.
3. Metti una padella a fuoco medio.
4. Aggiungi l'olio e fallo scaldare.
5. Aggiungi il salmone e cuoci a fuoco alto per 3-4 minuti per lati.
6. Togli dal fuoco quando è croccante.
7. Aggiungi la salsa e il vino.
8. Cuoci a fuoco lento per 5 minuti.
9. Rimetti il salmone nella glassa e giralo per coprire bene entrambi i lati.
10. Servi e buon appetito!

Valori Nutrizionali (Per Porzione)

- Calorie: 200
- Grassi: 24gr
- Carboidrati: 3gr
- Proteine: 35gr

Capitolo 10:
Ricette Vegetariane

Deliziosi Spaghetti di Zucchine e Cipolle

Porzioni: 4

Tempo di Preparazione: 15 minuti

Tempo di Cottura: 45 minuti

<u>Ingredienti</u>

- 3 zucchine grandi alla julienne
- 1 tazza di pomodori ciliegino a metà
- ½ tazza di basilico
- 2 cipolle rosse tagliate a fette sottili
- ¼ di cucchiaino di sale
- 1 cucchiaino di pepe di cayenna
- 2 cucchiai di succo di limone

<u>Preparazione</u>

1. Crea degli spaghetti di zucchine tagliandole nel senso della lunghezza finché arrivi alla parte centrale coi semi.

2. Gira la zucchina e ripeti finché non hai delle strisce lunghe.

3. Butta i semi.

4. Metti le strisce sul tagliare e tagliale nel senso della lunghezza per ottenere lo spessore desiderato.

5. Mescola gli spaghetti di zucchine in una ciotola insieme a cipolla, basilico, pomodori; mescola.

6. Condisci con sale e pepe di cayenne.

7. Spruzza il succo di limone.

8. Servi e buon appetito!

<u>**Valori Nutrizionali (Per Porzione)**</u>

- Calorie: 156
- Grassi: 8gr
- Carboidrati: 6gr
- Proteine: 7gr

Cavolo Nero

Porzioni: 6

Tempo di Preparazione: 10 minuti

Tempo di Cottura: 60 minuti

Ingredienti

- 1 cucchiaio di olio di oliva
- 3 fette di bacon
- 1 cipolla grande tritata
- 2 spicchi di aglio tritati
- 1 cucchiaino di sale
- 3 tazze di brodo di pollo
- 1 peperoncino
- 450gr di cavolo nero fresco, tagliato in pezzi da 5cm

Preparazione

1. Metti una padella grande a fuoco medio-alto.
2. Aggiungi l'olio e fallo scaldare.
3. Aggiungi il bacon e cuocilo finché non è croccante; toglilo dal fuoco, sbriciolalo e rimettilo in padella.
4. Aggiungi la cipolla e continua a cuocere per 5 minuti.
5. Aggiungi l'aglio e cuoci finché non fa un buon odore.
6. Aggiungi il cavolo nero e continua a friggere finché non si appassisce, aggiungi il brodo di pollo e condisce con pepe, sale e peperoncino.
7. Abbassa il fuoco e metti il coperchio, cuoci a fiamma lenta per 45 minuti.
8. Buon appetito!

Valori Nutrizionali (Per Porzione)

- Calorie: 127
- Grassi: 10gr
- Carboidrati: 8gr
- Proteine: 4gr

Piatto di Porri

Porzioni: 6

Tempo di Preparazione: 10 minuti

Tempo di Cottura: 25 minuti

Ingredienti

- 680gr di porri, spuntati e tagliati in pezzi da 10cm
- 60gr di burro
- 1 tazza di panna di cocco
- 100gr di cheddar
- Sale e pepe a piacere

Preparazione

1. Preriscalda il forno a 200 °C.
2. Metti una padella a fuoco medio, aggiungi il burro e fallo sciogliere.
3. Aggiungi i porri e saltali per 5 minuti.
4. Metti i porri su una teglia unta.
5. Fai bollire la panna in una pentola, poi metti a fuoco basso.
6. Aggiungi mescolando formaggio, sale e pepe.
7. Versa la salsa sui porri.
8. Cuoci per 15-20 minuti e servi caldi.
9. Buon appetito!

Valori Nutrizionali (Per Porzione)

- Calorie: 204
- Grassi: 15gr
- Carboidrati: 9gr
- Proteine: 7gr

Broccoli e Cavolfiore

Porzioni: 4

Tempo di Preparazione: 10 minuti

Tempo di Cottura: 10 minuti

Ingredienti

- 450gr di broccoli affettati
- 60gr di burro
- 230gr di cavolfiore affettato
- 150gr di formaggio grattugiato
- Sale e pepe a piacere
- 4 cucchiaini di panna acida

Preparazione

1. Sciogli il burro in una padella grande.
2. Aggiungi mescolando le verdure.
3. Salta a fuoco medio-alto finché non sono dorate.
4. Aggiungi il formaggio e la panna acida.
5. Mescola bene.
6. Servi caldi e buon appetito!

Valori Nutrizionali (Per Porzione)

- Calorie: 244
- Grassi: 20.5gr
- Carboidrati: 3.4gr
- Proteine: 12.2gr

Zucchine alla salsa BBQ

Porzioni: 1

Tempo di Preparazione: 10 minuti

Tempo di Cottura: 1 ora

Ingredienti

- Olio di oliva q.b.
- 3 zucchine
- ½ cucchiaino di pepe nero
- ½ cucchiaino di mostarda
- ½ cucchiaino di cumino
- 1 cucchiaino di paprika
- 1 cucchiaino di aglio in polvere
- 1 cucchiaio di sale marino
- 1-2 cucchiaini di stevia
- 1 cucchiaio di chili in polvere

Preparazione

1. Preriscalda il forno a 150 °C.
2. In una ciotola piccolo, metti pepe, sale, aglio, mostarda, paprika, chili in polvere e stevia.
3. Mescola bene.
4. Taglia le zucchine a fette da 2cm e bagnale di olio.
5. Condisci con le spezie e cuoci per 40 minuti.
6. Toglile dal forno e girale, bagna con altro olio e con le spezie rimaste.
7. Cuoci per altri 20 minuti.
8. Servi!

Valori Nutrizionali (Per Porzione)

- Calorie: 163
- Grassi: 14gr
- Carboidrati: 3gr
- Proteine: 8gr

Bok Choy

Porzioni: 3

Tempo di Preparazione: 5 minuti

Tempo di Cottura: 15 minuti

Ingredienti

- 4 bok choy tagliati
- 1 cipolla affettata
- ½ tazza di parmigiano grattugiato
- 4 cucchiaini di panna di cocco
- Sale e pepe nero macinato fresco a piacere

Preparazione

1. Mescola il bok choy con pepe e sale.
2. Scalda l'olio in una padella e salta le cipolle per 5 minuti.
3. Aggiungi la panna e il bok choy.
4. Cuoci per 6 minuti.
5. Aggiungi mescolando il parmigiano e metti il coperchio.
6. Imposta la fiamma a bassa e cuoci per 3 minuti.
7. Servi caldo e buon appetito!

Valori Nutrizionali (Per Porzione)

- Calorie: 112
- Grassi: 4.9gr
- Carboidrati: 1.9gr
- Proteine: 3gr

Cocco e Cavolfiore

Porzioni: 4

Tempo di Preparazione: 20 minuti

Tempo di Cottura: 20 minuti

Ingredienti

- 3 tazze di cavolfiore a riso
- 2/3 di tazza di latte di cocco intero
- 1-2 cucchiaini di pasta di sriracha
- ¼- ½ cucchiaino di cipolla in polvere
- Sale q.b.
- Basilico fresco come guarnizione

Preparazione

1. Scalda una padella a fuoco medio-basso.
2. Aggiungi tutti gli ingredienti e mescola bene.
3. Cuoci per circa 5-10 minuti col coperchio.
4. Togli il coperchio e continua a cuocere finché non sono evaporati i liquidi in eccesso.
5. Una volta che il riso è morbido e cremoso, buon appetito!

Valori Nutrizionali (Per Porzione)

- Calorie: 95
- Grassi: 7gr
- Carboidrati: 4gr
- Proteine: 1gr

Tortino di Cavolfiore

Porzioni: 4

Tempo di Preparazione: 10 minuti

Tempo di Cottura: 10 minuti

Ingredienti

- 4 tazze di cavolfiore tagliato a infiorescenze
- 1 tazza di cheddar grattugiato
- 2 uova leggermente sbattute
- 1 cucchiaino di paprika
- 1 cucchiaino di chili in polvere
- Sale e pepe a piacere
- ½ tazza di prezzemolo fresco tritato
- 1 cucchiaio di olio di oliva

Preparazione

1. Metti cavolfiore, formaggio, paprika, uova, chili, sale, pepe e prezzemolo ina ciotola grande.
2. Mescola bene.
3. Metti l'olio di oliva in una padella a fuoco medio-alto.
4. Usa il composto di cavolfiore per creare 12 hamburger di eguali dimensioni.
5. Una volta che l'olio è caldo, friggi i tortini finché entrambi i lati sono dorati.
6. Servi caldi e buon appetito!

Valori Nutrizionali (Per Porzione)

- Calorie: 180
- Grassi: 8gr
- Carboidrati: 6gr
- Proteine: 8gr

Broccoli e Mandorle

Porzioni: 4

Tempo di Preparazione: 5 minuti

Tempo di Cottura: 5 minuti

Ingredienti

- 1 testa di broccolo grande, tagliata in infiorescenze
- ¼ tazza di mandorle a scaglie
- 60gr di feta sbriciolata
- 2 cucchiai di olio di oliva
- Sale e pepe a piacere
- Succo di ½ limone

Preparazione

1. Cuoci i broccoli al microonde.
2. Metti i broccoli cotti in una ciotola grande e aggiungi mandorle, feta, sale, pepe, olio e succo di limone.
3. Mescola bene.
4. Servi e buon appetito!

Valori Nutrizionali (Per Porzione)

- Calorie: 190
- Grassi: 13gr
- Carboidrati: 11gr
- Proteine: 9gr

Torta di Asparagi

Porzioni: 4

Tempo di Preparazione: 10 minuti

Tempo di Cottura: 20 minuti

Ingredienti

- 4 uova intere
- 1 spicchio di aglio tritato
- Sale e pepe a piacere
- 20 asparagi spuntati
- ½ tazza di cheddar grattugiato
- 2 cucchiai di noci affettate

Preparazione

1. Preriscalda il forno a 190 °C.
2. Ungi una tortiera con del burro.
3. Metti uova, aglio, pepe e sale in una ciotola piccola, sbatti con una forchetta.
4. Versa le uova nella tortiera.
5. Metti gli asparagi sulle uova su uno strato unico.
6. Condisci con il formaggio grattugiato.
7. Metti in forno e cuoci per 12 minuti, finché il formaggio è sciolto.
8. Buon appetito!

Valori Nutrizionali (Per Porzione)

- Calorie: 160
- Grassi: 10gr
- Carboidrati: 5gr
- Proteine: 12gr

Aglio e Cavolo

Porzioni: 4

Tempo di Preparazione: 5 minuti

Tempo di Cottura: 10 minuti

Ingredienti

- 1 cavolo
- 2 cucchiai di olio di oliva
- 4 spicchi d'aglio tritati

Preparazione

1. Strappa con attenzione le foglie di cavolo in bocconcini, assicurandoti di rimuovere i gambi.
2. Butta i gambi.
3. Prendi una pentola grande e mettila a fuoco medio.
4. Aggiungi l'olio di oliva e fallo scaldare.
5. Aggiungi l'aglio e mescola per 2 minuti.
6. Aggiungi il cavolo e cuoci per 5-10 minuti.
7. Servi!

Valori Nutrizionali (Per Porzione)

- Calorie: 121
- Grassi: 8gr
- Carboidrati: 5gr
- Proteine: 4gr

Fagiolini al Forno

Porzioni: 4

Tempo di Preparazione: 10 minuti

Tempo di Cottura: 20 minuti

Ingredienti

- 1 uovo intero
- 2 cucchiai di olio di oliva
- Sale e pepe a piacere
- 450gr di fagiolini freschi
- 5 cucchiai e ½ di parmigiano grattugiato

Preparazione

1. Preriscalda il forno a 200 °C.
2. Sbatti le uova con l'olio, il sale e il pepe in una ciotola.
3. Aggiungi i fagiolini e mescola bene.
4. Aggiungi mescolando il parmigiano e versa il composto in una teglia (foderata di carta da forno).
5. Cuoci per 15-20 minuti.
6. Servi caldi e buon appetito!

Valori Nutrizionali (Per Porzione)

- Calorie: 216
- Grassi: 21gr
- Carboidrati: 7gr
- Proteine: 9gr

Cavolo Croccante Speziato

Porzioni: 4

Tempo di Preparazione: 4 minuti

Tempo di Cottura: 29 minuti

<u>**Ingredienti**</u>

- 2 cavoli grandi, tagliati in 4 pezzi e senza gambi
- 1 cucchiaio di olio di oliva
- 1/8 di cucchiaino di sale
- 1 cucchiaino di chipotle in polvere
- ¼ di tazza di parmigiano grattugiato

<u>**Preparazione**</u>

1. Lava bene il cavolo e asciugalo, taglialo in pezzi da 10cm.
2. Preriscalda il forno a 120 °C.
3. Fodera una teglia con della carta da forno.
4. In una ciotola, mescola cavolo, olio di oliva, chipotle e formaggio.
5. Metti il composto sulla teglia.
6. Cuoci per 19 minuti e controlla la croccantezza.
7. Se lo vuoi più croccante, cuoci per altri 9 minuti.
8. Servi e buon appetito!

<u>**Valori Nutrizionali (Per Porzione)**</u>

- Calorie: 37
- Grassi: 3gr
- Carboidrati: 2gr
- Proteine: 1gr

Conclusione

Vorrei ringraziarti per aver acquistato il libro ed esserti preso il tempo di leggerlo.

Spero che ti sia stato utile e che le informazioni che vi hai trovato siano state d'aiuto!

Ricorda che non devi seguire solo le ricette indicate in questo libro! Puoi continuare a esplorare finché non trovi quelli perfette per il tuo meraviglioso viaggio nel mondo del digiuno!

E, come sempre, se pensi che questo libro sia utile, apprezzerei molto se lasciassi una recensione. Mi darebbe l'ispirazione per scrivere altri libri di alta qualità e dare ancora di più ai miei lettori.

Mantieniti in buona salute e al sicuro!

Una Breve Storia

Voglio terminare questo libro in bellezza condividendo la mia storia, che mi ha ispirato a scriverlo.

Probabilmente risulterà molto sdolcinata, ma non posso farci niente.

Fino a un paio di anni fa, ero considerato un bambino grasso tradizionale. Avevo una pancia enorme e il mio peso superava i limiti degli standard salutari, spingendosi nella categoria "sovrappeso".

E, onestamente, all'inizio l'ho accettato. Ero pronto a vedermi come il bambino grasso ma di successo del mio quartiere. Ho provato ad attenermi a questo obiettivo, ma le cose non sono andate bene, per sfortuna.

I miei risultati al liceo e all'università erano abbastanza buoni, ma i problemi sono iniziati ad arrivare non appena sono entrato nella cosiddetta "vita reale", dopo aver finito gli studi.

Sono riuscito a ottenere un buon lavoro in un'azienda di videogiochi, ma la verità è che c'è un limite entro cui puoi rimanere davvero felice concentrandoti solo sulla carriera.

Col migliorare della mia carriera, la mia salute ha iniziato a peggiorare sempre di più, e io continuavo a lavorare e mangiare.

Poi un giorno, all'improvviso, è arrivata la depressione. E mi ha colpito duramente!

Ho capito che nessuno mi trovava davvero attraente, il mio corpo era inondato da diverse malattie e avevo problemi di respirazione a correre, salire le scale o anche a fare lavori normali.

La goccia che ha fatto traboccare il vaso è stato quando, un giorno, ho trovato il coraggio di chiedere un appuntamento alla ragazza che mi piaceva, ma lei mi ha rifiutato apertamente e mi ha detto di fare pace col fatto che era totalmente al di fuori della mia portata, e che sono stato un idiota per avere anche solo sognato di averla.

Con il cuore infranto, ho deciso di cambiare la mia vita, e così ho iniziato a fare ricerche su internet per trovare delle diete che si adattassero alle mie necessità.

Anche se ce n'erano tantissime, il programma di Digiuno Intermittente ha attirato la mia attenzione più degli altri, perché sembrava facile da seguire, semplice e abbastanza versatile da permettermi di incorporarlo facilmente nella mia vita.

Quindi ho deciso di seguirlo. All'inizio è stato estremamente difficile digiunare per molto tempo. Ho provato anche a seguire il programma 16:8, ma alla fine mi sono abituato e, nel giro di una o due settimane, ho iniziato a vedere i risultati.

Nella prima settimana ho perso 0,5 kg. Ma quella successiva ne ho perso quasi 1,5! È tantissimo.

Ciò mi ha ispirato e ho continuato a seguire il programma.

Quasi 6 mesi dopo riuscivo a guardarmi allo specchio con orgoglio, pensando che, sì, avevo finalmente raggiunto il mio obiettivo di avere un bel fisico e di essere in salute.

E questa è sostanzialmente la storia di come sono stato ispirato a scrivere questo libro.

Se un pigrone come me può cambiare, sono sicuro che ciascuno di voi abbia il potenziale di cambiare completamente la propria vita seguendo il programma di Digiuno Intermittente e facendo un po' di esercizio fisico.

A prescindere da cosa ti ispiri, ti auguro tutto il meglio e spero che tu riesca ad avere successo nel tuo viaggio!